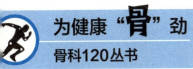

为健康"骨"劲

骨科120丛书

总顾问　刘昌胜　张英泽　戴尅戎

总主编　苏佳灿

小儿骨科
120问

主编 ◎ 李海　丁晶　吴振凯

上海大学出版社

图书在版编目(CIP)数据

小儿骨科 120 问 / 李海，丁晶，吴振凯主编.
上海：上海大学出版社，2024.7. -- (为健康"骨"
劲 / 苏佳灿总主编). -- ISBN 978 - 7 - 5671 - 5028 - 7

Ⅰ. R726. 8 - 44

中国国家版本馆 CIP 数据核字第 2024ZQ5053 号

策划编辑　　陈　露
责任编辑　　厉　凡
封面设计　　缪炎栩
技术编辑　　金　鑫　钱宇坤

为健康"骨"劲

小儿骨科 120 问

李　海　丁　晶　吴振凯　主编
上海大学出版社出版发行
(上海市上大路 99 号　邮政编码 200444)
(https://www.shupress.cn　发行热线 021 - 66135112)
出版人　　戴骏豪

＊

南京展望文化发展有限公司排版
上海颛辉印刷厂有限公司印刷　　各地新华书店经销
开本 890mm×1240mm　1/32　印张 3.75　字数 75 千
2024 年 8 月第 1 版　2024 年 8 月第 1 次印刷
ISBN 978 - 7 - 5671 - 5028 - 7/R・68　定价　58.00 元

本书编委会

主　编　李　海　丁　晶　吴振凯

编　委　(按姓氏笔画排序)

丁　晶(上海交通大学附属新华医院)

冯唯嘉(上海交通大学附属新华医院)

许　靖(上海交通大学附属新华医院)

李　海(上海交通大学附属新华医院)

吴振凯(上海交通大学附属新华医院)

何　劲(上海交通大学附属新华医院)

沙　霖(上海交通大学附属新华医院)

金芳纯(上海交通大学附属新华医院)

魏志良(上海交通大学附属新华医院)

序　言

　　"岁寒,然后知松柏之后凋也。"意为一个人的节操与品行,只有在困境中才能显现。而我等从医者,正是立志守护人身之"松柏"——强健的骨骼。

　　骨为身之干,支撑起生命的屹立不倒。然世间疾病千奇百怪,骨疾尤为凶险。有如暗夜突袭的骨折创伤,似无声蚕食的骨质疏松,或如幽灵般游走的骨肿瘤……无不考验着骨科医者的智慧与经验。

　　本丛书以"强骨"为宗旨,撷取骨科领域精华,解答患者关切。自创伤骨科到关节外科,从脊柱到四肢,举凡骨科疑难疑点,图文并茂,一一道来。寓医理于浅言,蕴经验于问答。言简意赅却包罗万象,通俗晓畅而雅俗共赏。

　　本丛书共21个分册,涵盖骨科所有常见疾病,是目前国内最系统、最全面的骨科疾病科普系列丛书。从骨折、骨不连等常见创伤,到骨性关节炎、骨质疏松等慢性病,从关节镜微创技术到修复重建难题,从骨科护理常识到康复指导,可谓全方位、多角度、立体化地解答骨科常见疾病诊疗问题。120问的内容设计,聚焦读者最迫切的疑惑,直击骨科就诊最本质的需求,力求读者短时间内获取最实用的知识。这是一系列服务骨科医患共同的工具书，更是一座沟通医患的桥梁。

"岁月不居，时节如流。"随着人口老龄化加剧，骨科疾病频发。提高全民骨健康意识，普及骨科养生保健知识，已刻不容缓。我们坚信，树立正确观念，传播科学知识，能唤起公众对骨骼健康的关注，进而主动规避骨病风险。这正是本丛书的价值所在，亦是编写初衷。

让我们携手共筑健康之骨，守望生命之本，用"仁心仁术"抒写"岁寒不凋"的医者丰碑，用执着坚守诠释"松柏常青"的"仁爱仁医"。

"博观而约取，厚积而薄发"，愿本丛书成为广大读者的良师益友，为患者带去希望，为医者增添助力。让我们共同守护人体这座最宏伟的"建筑"，让健康的骨骼撑起每一个生命的风帆，乘风破浪，奋勇前行！

总主编 苏佳灿

2024 年 7 月

前　言

在儿童骨科医疗领域,我们面对的是一个特殊而脆弱的儿童骨骼患者群体。儿童的骨骼系统处于快速生长和发育阶段,因此具有许多独特的生物力学特性和治疗需求。儿童骨科相关问题不仅包括骨折和创伤,还涵盖了骨骼的先天畸形、生长发育的异常,以及与运动相关的损伤等多个方面。儿童骨骼的独特性,如快速的新陈代谢、更有弹性的骨骼和骨骺(生长板)的存在,为骨疾病的治疗提出了特别的挑战和要求。例如,儿童骨折的治疗不仅要实现骨折的愈合,还要考虑到保护骨骺,避免影响未来的生长发育。同时,儿童骨折的愈合速度快,但也容易因处理不当而导致生长发育的异常。

本书以问答的形式呈现,围绕儿童骨科疾病的各个方面,提供了 120 个问题的详细解答。这些问题涵盖了儿童骨折、畸形、肿瘤感染和运动损伤等领域,旨在满足不同读者的需求。我们特别关注患儿和家长的需求与疑问,解答了一系列与儿童生长发育和骨骼相关的常见问题,如什么是生长痛、如何测量骨龄、孩子的 O 型腿和 X 型腿是否需要治疗等。我们希望本书能帮助读者更好地理解孩子的骨骼生长过程,解决心中的疑惑,发现问题后及时寻求并获得医疗专业人员的帮助,让儿童得到最合适的治疗。

我们要感谢所有为本书付出辛劳的医学专家和作者,以及医护人员。最后,我们希望此书能得到读者的信任和关注,希望这本书能够成为您学习、探索和了解儿童骨科相关知识的一扇明窗。

编　者

2024 年 6 月

目 录

第三篇 儿童下肢骨折损伤

第四篇 儿童髋膝畸形

第五篇 儿童足踝畸形

第六篇 儿童神经、肌肉、软骨发育不良疾病

第七篇 儿童骨肿瘤及感染

第八篇　儿童运动损伤、特发性关节炎

第一篇
骨骺发育及损伤、儿童骨折治疗原则、门诊常见疾病

 1 骨骺损伤是不是一定会影响骨骼生长？

　　骨骺的生长机制是儿童生长发育的基础，骨骺损伤会影响正常生长。骨骺就好比树在春天发的嫩芽，嫩芽如果被掰掉，即使重放回去，树枝也可能停止生长或长歪，所以孩子的骨骺损伤也是同样的道理。目前，还没有一种方法可以准确检测骨骺损伤程度和判断其对生长能力的影响，只能通过临床观察进行判断。骨骺损伤对生长发育的影响一般在 6 个月以后就会显现，并且畸形会随着年龄的增长而逐渐加重，因此需要及时进行干预，如早期佩戴矫正肢具、避免下肢负重、减轻压迫等。当骨骺损伤达到一定程度时，可能需要通过手术干预，根据畸形情况、成角程度和肢体长短的具体情况，采用矫正成角、肢体延长等方法进行治疗。然而，在 18～20 岁生长停止之前，即便通过手术给予矫正和干预，畸形可能仍会反复出现，需要多次手术矫正。

2 什么是生长痛?

生长痛常见于 4～8 岁的女孩,多在晚间出现下肢疼痛,白天症状消失,常表现为双下肢疼痛、症状不加重、无跛行。生长痛治疗主要包括口服维生素 C 和局部肌肉牵引理疗。需要注意的是,诊断"生长性下肢痛"除了依靠上述病史、体检和随诊以外,还要通过排除其他疾病。与全身性疾病如白血病引起的骨疼痛,以及局部性疾病如骨样骨瘤和小儿常见的肌间血管瘤(局部有边界不清的肿物和压痛,血管造影可定位)等的鉴别至关重要。

3 什么是牵拉肘?

牵拉肘,又称桡骨头半脱位,多发生于肘关节伸直时,前臂突然旋转后位并受到牵拉的情况。这种情况多见于 2～3 岁的儿童,最小年龄见于 2 个月的婴儿,7 岁以后罕见,患儿中 60%～65% 为女孩,且左侧发生率为 70%。受伤后的患儿可能会感到疼痛、哭闹,并拒绝使用患肢。脱位时常伴有弹响的感觉或声音。患儿通常会用健康一侧的手臂托持受伤的肘关节,患侧肘部轻度屈曲、前臂旋前位,同时感到肘痛和腕痛。若患儿合作,医生可以(被动地)移动他们的肘部,但前臂不能旋后。X 线检查通常无异常发现,无桡骨头脱位或关节内积液表现。治疗主要是进行闭合复位,通过前臂旋后位屈伸肘关节来复位,这时常伴有弹响声,患儿停止哭闹并恢复肘部的活动能力。通常不需要外固定,但在必要时可以使用三角巾进行悬吊。需要向家属明确约 5% 的患儿可能会出现反复脱位,因此需注意预防。如果伤后超过 24 小时才进行复位,则症状不会立即消失,可能需要使用石膏固定 1～2 周。对于反复脱位的情况,可能需要使用长臂石膏托固定 2～3 周。

4 什么是测骨龄?

测骨龄是通过对比患儿的手腕部或膝部 X 线片与标准 X 线片来评估骨骼发育情况的方法,由 Todd Greulich 和 Pyle 基于新生儿到 18 岁不同年龄段儿童的手和腕部 X 线片建立了统一的标准。利用骨盆髂骨骺突的 Risser 征也可以进行骨龄测定。对可疑的患儿或疑难病例,使用膝部 X 线片测骨龄也有帮助。

骨龄是衡量骨骼成熟程度的最好方法。相比实际年龄,骨龄更能准确预测未来的生长情况。另一方面,第二性征的出现也是判断骨骼成熟的指标,包括阴毛出现、发音变化、乳房发育及月经初潮。然而,个体之间外表体征的出现早晚及其明显程度有很大差异,只能作为骨龄测定的参考依据。

5 儿童骨折有哪些特点?

儿童不是成人的缩影,其独有的特性影响着儿童外伤的治疗。这些特性包括对应力有较强的弹性,肥厚的骨膜,很强的潜力,愈合时间短,以及骨骺的存在等。

(1)儿童骨折比成人愈合快,厚的骨膜和丰富的血运使骨折后很少有不愈合者。儿童年龄越小,骨折愈合越快。股骨干的产伤骨折可在 12 天内愈合,2～3 岁一般 3 周愈合,8～10 岁需 6 周愈合,对于 12 岁以下的儿童来说,骨折端对端对位并非十分重要,轻度的重叠移位可在生长中自行矫正。

(2)儿童骨折可塑性强,长骨骨折后的成角畸形,根据儿童的年龄、从干骺端到骨折部的距离和成角的度数,可有一定的自行矫正。年龄越小、越接近干骺端的骨折,越能接受较大的成角。接近屈成关节(滑车关节)运动平面的成角更可能被矫正,其他方面的成角矫正得难一些,旋转畸形常不能自行矫正。

(3)儿童再塑形和过度生长。不仅儿童的骨折愈合较成人快,而且愈合以后残留的畸形还可能重新塑形。在处理儿童骨折时还要注意的是,肢体骨折后有加速生长的潜力。因此,尤其在下肢,骨端重叠 1.5 cm 不仅可以接受,而且是理想的,无须仅为了达到端对端对位而进行切开复位。

(4)儿童骨骺滑脱多见,韧带断裂少见。因儿童处在生长发育期,具有骨骺和骺板等结构,而骨骺的连接没有韧带的连接坚强,故造成成人的韧带断裂或外伤性关节脱位的暴力,在儿童多造成骨骺撕脱、骨骺滑脱等骨骺损伤。

6 什么是寰枢关节半脱位?

儿童寰枢椎半脱位这种说法其实不准确,准确的说法应该是寰枢椎旋转固定。患儿出现后需及时就医检查,根据病情严重程度对症治疗。

儿童寰枢椎半脱位是一种常见的儿童骨科疾病,发病原因主要是因为儿童的颈部肌肉相对薄弱,椎体及关节突发育不成熟,以及关节囊韧带松弛,并且寰枢椎体间无椎间盘,结构不稳定,易发生脱位。患儿可表现为突发性斜颈、颈部的疼痛和活动受限等症状。

若儿童寰枢椎半脱位情况并不严重,没有对脊髓和神经产生压迫,可以进行保守治疗,如多卧床休息,佩戴颈托或围领,能够有效缓解半脱位症状,对儿童身体基本上不会有影响,不必过度担心。

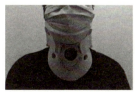
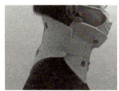
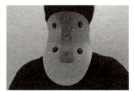

佩戴颈托

而对于严重的儿童寰枢椎半脱位,特别是已经对脊髓和神经造成了损伤的情况,可能需要进行颅骨牵引或枕颌部牵引治疗,必要时行外科手术治疗。

7 儿童骶尾部摔伤如何处理?

（1）一般治疗:如果儿童的尾椎骨只是轻微摔伤,没有出现骨折或脱位,一般不需要特殊治疗。建议患者注意休息,避免过度劳累,以免加重病情。

（2）药物治疗:如果儿童出现疼痛症状,可以在医生的指导下服用布洛芬颗粒、塞来昔布胶囊等药物进行治疗,能够缓解疼痛症状。

（3）物理治疗:如果儿童出现局部肿胀的情况,可以通过冰袋冷敷的方式进行缓解,24小时以后再使用热敷的方式促进血液循环,能够帮助消肿。

（4）手术治疗:如果儿童的尾椎骨出现了骨折或者脱位,通过一般治疗和药物治疗的方式无法得到改善,则需要及时到医院进行手术治疗。

（5）中医治疗:尾椎骨摔伤后,可以在医生指导下通过针灸、推拿等中医疗法进行辅助治疗,促进局部血液循环,有利于病情恢复。

需要注意的是,在日常生活中,患儿骶尾部摔伤后,要注意休息,避免剧烈运动,以免加重病情。如果出现不适症状,建议患儿及时到正规医院的骨科就诊,以免延误病情。

什么是小儿斜颈?

一侧胸锁乳突肌挛缩可导致先天性肌性斜颈,即小儿斜颈,女性较为多见。斜颈的真正病因不甚明了。胸锁乳突肌的变化类似于间隙综合征所致的缺血性病理改变。这种病变几乎可以肯定与子宫内的环境有关。常见于高龄初产妇和臀位分娩的婴儿。通常认为,胎儿颈部在子宫内扭转,由于子宫内体位受限直至分娩,导致肌肉缺

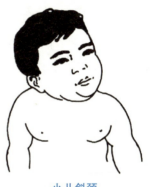

小儿斜颈
引自《小儿外科学》,(5版),人民卫生出版社

血、水肿以致纤维化,从而引起起于乳突、止于胸骨和锁骨的胸锁乳突肌(SCM)挛缩。

还有证据表明,副神经长期受压类似失神经支配,进一步加重了该肌肉的纤维化反应。宫内限制还可能导致发育性髋关节脱位、足部畸形、患侧耳郭压迹变形以及同侧面部扁平,这些都可以解释先天性肌性斜颈的成因。

临床表现主要为一侧胸锁乳突肌的中或下部有质硬的梭形肿块。肿块可在出生后或在第2、3周出现,头部向肌肉缩短的一

侧倾斜,下颏旋向对侧。颈部向患侧旋转和向对侧倾斜均受限制。有的病例中,肿块有压痛,牵扯颈部时也会出现痛苦表情。肿块可逐渐缩小,2～6个月后渐消退。有些情况下,胸锁乳突肌形成索条,此时颈部活动更加受限。

如果在幼儿期不进行治疗,3个月后可能逐渐出现面部和头部继发性畸形。肌肉缩短的一侧,面部变短,整个面部增宽。由于重力作用和骨骼生长发育,面部更加不对称。健侧面部明显肥大,患侧眼的外眦与同侧口角的距离小于健侧,两眼和两耳不在同一平面。头倾斜时这些缺陷不甚明显,但当头和颈摆正时,畸形反而突出。两眼不平行可能引起眼疲劳。颈椎下段和胸椎上段可发生侧弯畸形,脊柱的凹侧朝向患侧。

如果畸形不矫正,患侧软组织会随生长发育而缩短。颈部深筋膜增厚并紧缩。以后,颈动脉鞘及鞘内的血管也变短,即使松解挛缩的胸锁乳突肌,上述后果也会成为斜颈的原因,使畸形纠正不满意。偶尔,斜颈并非由胸锁乳突肌纤维化引起,有文献报道因前斜角肌挛缩和肩胛舌骨肌短缩所致的斜颈。后者可伴有喉头和气管拉向患侧。

双侧性斜颈罕见,颈部在中线显得缩短,下颏抬起,面部向上倾斜。

因此,小儿斜颈一旦确诊,应及早进行主动矫正。这比过去提供的反向牵拉颈部更安全有效。约90％的病例患儿在2岁以内能逐渐得到矫正。这其中,强调患儿主动参与的保守治疗最为安全有效。需要指出的是,不当的牵拉和按摩手法可能造成患儿新的意外损伤。对于保守疗法无效或患儿就诊已迟的情况,适于手术治疗的患儿年龄一般超过 3~4 岁,其纤维化的胸锁乳突肌已被纤维条索替代。颈部向患侧旋转受限 30°以上和面部发育不对称的情况均为手术适应证。

9 儿童骨折的流行病学特点是什么?

儿童骨骼损伤是常见病,国外研究发现,超过 40％的男孩和 25％的女孩在 16 岁之前有过骨折病史。许多研究分析了儿童骨折的流行病学特点,大多数研究表明,男孩骨折多于女孩,特别是青春期的男孩更为多见;小于 18 个月的儿童骨折较为少见,多由产伤或虐待所致。五项大型流行病学研究表明,前臂远端的骨折在儿童中是最常见的,约占 12 946 例骨折病例的 25％;其次是颈部的损伤,占儿童骨折病例数的 8％以上。

10 如何治疗儿童锁骨骨折?

(1)产伤骨折:产伤造成的锁骨骨折如果无症状,无须外固定即可愈合,畸形可随生长发育自行矫正。抱婴儿时需轻柔,注意不要压迫骨折处。如果出现疼痛或伴发假性麻痹者,可将患肢固定 1~2 周,待症状消失后去除外固定。骨折愈合过程中会形成皮下骨痂,形成包块,日后可恢复。

(2)锁骨中段骨折:在儿童和青少年中,移位的锁骨骨折一般不需复位。畸形愈合和骨痂形成的包块可在6~9个月内再塑形。治疗采用"8"字绷带,以使患儿舒适为主。

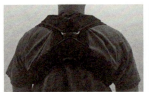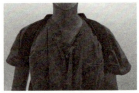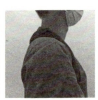

"8"字绷带固定

若骨折严重移位,危及皮肤时需试行复位。复位时,术者膝部顶于患者背部双肩胛骨之间,拉肩关节向后上方。复位后检查骨折稳定性,并用"8"字绷带固定。若骨折端仍有刺破皮肤的危险,则行切开复位。

儿童锁骨骨折需切开复位的情况少见,仅在伴有血管神经损伤或开放损伤清创后骨折仍不稳定时采用切开复位内固定。内固定物可采用1/3管状钢板,不用克氏针,以免针移位后伤及脏器。

(3)内侧骺板分离(假性胸锁关节脱位):由于骨膜完整,再塑形能力强,一般采用保守治疗即可。向前或向后移位但无纵隔脏器压迫者可行"8"字绷带或吊带固定。如果畸形明显影响美观,可试行闭合复位。一般复位后骨折稳定,复位失败者可待其自我塑形。若骨折向后移位压迫气管、食管或血管神经,需在手术室先试行闭合复位,不成功者在胸外科协助下行切开复位。

(4)外侧骺板分离(肩锁关节脱位):治疗取决于损伤程度。Ⅰ型、Ⅱ型和小于15、16岁的Ⅲ型骨折可行"8"字细带固定。Ⅳ型、Ⅴ型和重度损伤通常需要切开复位。

 ## 11 骨骺损伤的分类及治疗原则是什么?

骨骺损伤一般分为五型,具体如下:

(1)Ⅰ型:指骨折线穿过整个骺线导致骨骺分离,但是血运不受影响。

(2)Ⅱ型:骨骺分离后损伤肥大细胞层,并携带干骺端三角形出现骨折和撕裂现象。

(3)Ⅲ型:骨骺部骨折为纵形,造成整个骺板受损,骨折位于关节内,不影响生长发育。

(4)Ⅳ型:骨骺损伤波及骨骺和干骺端,骨折线经骺板穿过增殖细胞层,会导致骺板早闭,愈合后容易产生畸形。

(5)Ⅴ型:骨骺压缩性骨折,是比较严重的类型,但在受伤时较难诊断。

治疗原则:对于Ⅰ型和Ⅱ型骨骺损伤,可以采用手法复位,然后给予石膏固定,一般需要固定30～40天才能逐渐修复。对于Ⅲ型和Ⅳ型,治疗以手术复位为主,手术后需要对骺板、骨骺和干骺端进行克氏针固定,然后再采用支具固定,对于Ⅴ型,一般采用观察,因为后期可能引起生长紊乱的概率较高。

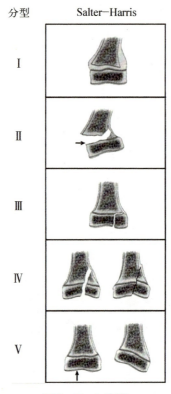

Salter-Harris 分型.

引自《坎贝尔骨科手术学》(13 版)
第三卷,北京大学医学出版社

12. 儿童骨骼肌肉系统疾病常用的影像学检查都有什么?

对于儿童骨骼肌肉系统疾病常用的影像学检查包括 X 线

片、CT 及 MRI。

（1）X 线片：是最常见和最早应用于临床的影像检查方法。它具有快速、便捷、费用低廉的特点，并且骨组织与其他组织有良好的天然对比，影像清晰。因此，在临床应用中广泛用于骨关节疾病的诊断和评估。

（2）CT：主要适用于 X 线诊断困难或软组织和解剖部位比较复杂（如骨盆、脊柱）的情况。CT 能提供更详细的解剖信息，对于骨折的复杂性和软组织的情况有较好的显示。

（3）MRI（磁共振成像）：磁共振检查的优势在于，除了显示骨骼以外，还能够很好地显示正常的或者是异常的软组织，如脂肪、肌肉、肌腱、韧带和软骨等。

一般来说，MRI 和 CT 不作为影像学检查的首选项目，应该是在 X 线诊断有限或需更详细解剖学信息时才使用。

13 什么是甲下骨疣？

甲下骨疣，又称甲下骨软骨瘤，是一种常见的良性骨组织肿瘤。最常见于足拇指，其次为小足趾，好发于青少年。病变向外生长，可能导致其周围的趾甲变脆、破裂或脱落，形成超出趾甲甲板范围的骨疣。因此，患者穿紧身鞋时可能会感觉到明显的挤压疼痛。治疗上主要以手术刮除为主。

什么是髋关节的无菌性滑膜炎症和关节积液？

　　髋关节的无菌性滑膜炎症和关节积液是在学龄前儿童中较为常见的疾病。通常在发病前会有上呼吸道感染或者过度运动的病史。临床上的特点是症状显著，而体检结果相对较轻。所谓症状显著是指患儿不愿下地走路，引起家长的担忧。髋关节活动受限程度较轻，且常伴有向同侧膝关节放射性疼痛（即 Hilton 定律），这常常误导医生仅对膝关节进行 X 线检查，而忽略了对髋关节的检查，从而导致诊断不及时。X 线片显示髋关节的关节囊可能有不同程度的膨胀，但无骨质异常变化。通常经过几天的不负重卧床休息可以痊愈。需要注意的是，早期股骨头缺血性坏死的症状与本病相似。有的学者指出，约 4% 的髋关节急性一过性滑膜炎患儿实际上处于 Legg-Perthes 病的早期阶段，因此建议及时告知家长，并进行随诊确认。

 什么是胫骨疲劳性骨折？

　　胫骨疲劳性骨折，又称为"应力性骨折"。通常表现为小腿疼痛，但无明显外观异常。这种骨折常见于平时缺少运动而突然进行长时间过量锻炼的情况。由于肌肉反复牵拉和踏地动作，骨骼弹性正常，但负荷过重导致局部骨皮质出现不连续性的损伤，X

线片上可见细微的创伤性骨折线和修复性新骨交替出现。胫骨是最容易发生此类骨折的部位之一,主要症状是下肢局部疼痛。通过适当的休息和制动通常可以治愈。

16 什么是青年驼背?

青年驼背症,又称休门氏病,是一种常见于青少年胸椎或胸腰椎的僵硬型脊柱后凸畸形性疾病。它通常由于胸椎椎体骨骺发育不良或骨骺炎引起。该病好发于过早进行体力劳动的少年,部分患者具有家族史,男性多于女性。随着青春期生长发育的加快,典型的临床表现逐渐显现:外观上可见后背呈圆形后突,脊柱无法伸直;疼痛主要集中在两个肩胛骨中间区域;长时间的坐、站和活动会加重疼痛,平时疼痛较轻,且无神经和全身症状。在 X 线侧位片上可见多数椎体前方呈楔形变。对于轻度病例,可考虑使用支架背心治疗,通过锻炼腰背肌和大腿后方的腘绳肌来缓解症状。当病情严重且 X 线测量显示后突超过 70°时,可以考虑进行手术治疗(如矫形和/或脊柱融合术),效果通常是满意的。

(魏志良)

第二篇
儿童上肢骨折损伤

17 什么是儿童上肢骨折？ 包括哪些骨折？

儿童上肢骨折是指发生在儿童上肢（包括手、前臂、上臂和肩膀）的骨折。常见的儿童上肢骨折包括以下几种：

（1）手骨折：如手指骨折（如指骨骨折）和手掌骨折（如掌骨骨折）。

（2）前臂骨折：如尺骨骨折（位于前臂内侧）和桡骨骨折（位于前臂外侧）。

（3）上臂骨折：如上臂骨干骨折、肱骨骨折（包括肱骨头或肱骨髁骨折）以及尺骨远端骨折（位于上臂与肘部之间）。

（4）肩膀骨折：如肩胛骨骨折和锁骨骨折。儿童前臂、手腕和手部骨折是儿童最常见的骨折类型。

18 上肢骨折时家长应如何处理？

大多数骨折可以通过固定治疗。闭合复位操作和适当的石膏固定技术可以使骨折患儿获得良好结果。当需要手术时，上肢骨折术后预期治疗效果好，并发症发生率低。

（1）及时就医：如果怀疑孩子有上肢骨折，应该立即带孩子去医院就诊，进行 X 线检查以确认骨折部位和程度。

（2）固定患肢：在就医前或治疗期间，应该将患肢固定，以减轻疼痛并避免进一步损伤。

（3）休息和康复：骨折部位需要充分的休息和康复时间，以促进骨折愈合和恢复。在康复期间，可以进行适当的锻炼，但避免过度用力或活动。

（4）饮食调理：在康复期间，应该给孩子提供富含蛋白质、钙质和维生素的食物，以促进骨折愈合和身体恢复。

（5）预防感染：骨折部位容易感染，应保持清洁和干燥，避免沾水或接触污染物。如有感染症状，应及时就医处理。

19 新生儿锁骨骨折的病因是什么？ 如何处理？

新生儿锁骨骨折通常发生在妊娠周数大于 42 周或出生婴儿体重超过 4 000 克的情况下。这种骨折的症状明显，通常在出生后就会立即被发现。因为触摸到新生儿的锁骨时，可以听到骨折处有噼啪声和摩擦音，且患侧手臂可能因疼痛而无法活动。

新生儿锁骨骨折通常与难产有关，特别是肩难产。在分娩过程中,当胎儿头部先下降时,前肩胛部挤压到产妇骨盆的耻骨联合处,导致锁骨极度弯曲并发生骨折。此外,胎儿体重过大或分娩困难也可能导致锁骨骨折。请注意,新生儿锁骨骨折多发生于锁骨的中央或中外 1/3 段,呈横形骨折并且可能有移位,也可能是不完全性骨折(青枝骨折)。

尽管大多数情况下新生儿锁骨骨折可以自行愈合。但需要注意可能的并发症,如臂丛神经损伤。因此,一旦发现宝宝出生后有锁骨骨折的症状,应及时就医,以便医生进行评估和治疗。

20 什么是桡骨远端骨折? 如何处理?

桡骨远端骨折是指发生在腕关节以上、距离不超过 3 厘米的骨折,通常发生在松质骨与密质骨交界处,约占全身骨折发病率的 1/6。桡骨远端骨折在儿童中相当常见,包括干骺端和骺板损伤,主要是由于摔倒而造成的,尤其是摔倒之后双手撑地很容易引起桡骨远端骨折。骨折之后应立即带孩子到医院进行详细检查,以明确骨折的严重程度和是否涉及骺板损伤。患者的平均年龄约为 10.9 岁,约 2/3 的患者为男孩。常见导致此类骨折的前 5 个相关活动为自行车、足球、操场活动、篮球和足球。尤其在 11~17 岁的儿童中,手腕骨折与踢足球时受伤相关度最高。

桡骨远端骨折的症状包括疼痛、肿胀、瘀血、畸形和活动受限等。治疗上，可以通过X线检查确认骨折部位和严重程度，然后根据医生建议选择保守治疗或手术治疗。治疗方案多样，需要考虑多种因素，包括骺板受损情况、关节移位程度、重塑潜力、生长停滞风险、患者情况和家庭期望。桡骨远端环面干骺端骨折通常由轴向压迫性损伤引起，是不完全或"屈曲性"骨折。环面骨折通常不需要严格固定或长期的临床随访，预计在受伤后约3周内可自行愈合。可拆卸夹板可提供充分的固定支持。对于有移位的骨折，根据已确定的参数不能充分重建，建议进行初始闭合复位。手术治疗适用于开放性骨折和无法复位的骨折。初始闭合复位过程中，可以使用石膏或夹板，短臂和长臂固定均可接受。无论选择使用夹板还是石膏固定，都要注意固定技术的细节，以防止复位失效。

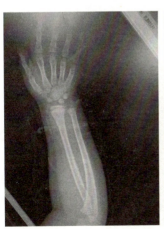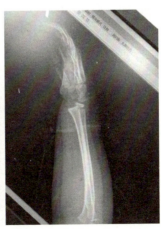

桡骨远端骨折

21 什么是儿童前臂骨干双骨折?

儿童前臂骨干双骨折是指发生在儿童前臂骨骼的两处骨折,一处是尺骨骨折,另一处是桡骨骨折。这是儿童常见的骨折类型之一,通常是由于外伤、跌倒等原因导致的。由于儿童的骨骼发育尚未完全,骨骼较为脆弱,容易受到外力影响而发生骨折。儿童前臂桡骨和尺骨骨折可根据位置、移位、骨折类型和畸形特征进行分类。在儿童 12～14 岁之间此类骨折的发病率最高,通常是由于摔倒时手臂伸出以保护身体所致。在儿科患者中,大多数此类骨折可以通过非手术治疗获得良好的疗效。

22 如何治疗儿童前臂骨干双骨折?

儿童前臂骨干双骨折的治疗方法如下:

(1)保护性固定:在骨折部位进行保护性固定,以防止骨折端移动干扰愈合。通常采用石膏固定,将前臂固定在适当的位置。

(2)复位:如果骨折端有明显错位或偏移,可能需要进行复位操作,将骨折端重新对齐。

(3)牵引和复位:对于骨折错位严重或复杂的情况,可能需要采取牵引和复位的手段,通过拉伸和调整肢体,使骨折复位。

（4）手术治疗:在极少数情况下,复杂或无法通过保守治疗方法恢复的前臂骨干双骨折,可能需要手术干预,如内固定手术或外固定手术。

23 什么是孟氏骨折脱位?

孟氏骨折脱位是指儿童在生长板附近的肘关节发生的一种特殊类型的骨折和脱位。这种骨折和脱位通常发生在儿童的肘关节中桡骨滑出肘关节的位置。孟氏骨折是一种前臂与肘关节的复合损伤,1814 年由意大利医生 Monteggia 首次描述,指尺骨近侧 1/3 骨折合并桡骨头前脱位,以后人们即称此类损伤为孟氏骨折。孟氏骨折（Monteggia fracture）最常见于 6～10 岁的儿童,通常是由于摔倒时手臂伸直所致。各型孟氏骨折的临床特点包括前臂和肘关节肿胀和疼痛,压痛限于尺骨骨折处及桡骨头部位,有时可以触及脱位的桡骨头。肘关节屈伸和前臂旋转活动均受限。在检查时应特别注意有无神经损伤。在儿童孟氏骨折中,如不仔细检查,桡神经损伤是很容易漏诊的。

影像学检查为主要的辅助诊断方法。在拍摄前臂正侧位 X 线片时,应包括肘关节和腕关节;在怀疑有孟氏骨折时,应以肘关节为中心,拍摄前臂正侧位片。

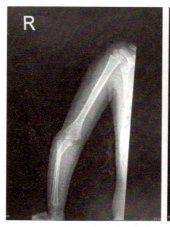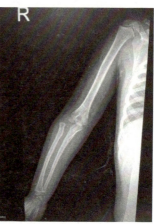

孟氏骨折

24 如何治疗孟氏骨折脱位?

医生会进行桡骨在肘关节中的复位操作,将骨折处恢复到正常位置。治疗策略以尺骨骨折类型为指导。孟氏骨折脱位的治疗方法如下:

(1)骨折复位:对于具有塑性变形或尺骨青枝骨折的患者,建议采用石膏固定闭合复位。

(2)髓内钉固定:对于长度稳定的完全性尺骨骨折(横形或短斜形),建议使用髓内钉固定尺骨。

(3)钢板固定:对于长度不稳定的完全性尺骨骨折(长斜形或粉碎性),建议采用切开复位钢板固定。

对于完全性尺骨骨折,无论骨折类型如何,如果一开始没有进行尺骨骨折的稳定手术,存在由于尺骨骨折复位失败和随后的桡骨头半脱位或脱位而导致治疗失败的风险。因而,在桡骨头脱位不可复位的情况下,需要进行切开肱桡关节复位。

儿童孟氏骨折脱位相关的并发症包括复位丢失、持续疼痛、运动减少、骨折不愈合、筋膜室综合征和神经麻痹(通常是短暂的)。

25 什么是盖氏骨折脱位?

盖氏骨折脱位是指桡骨干骨折伴远端尺桡关节脱位。这种类型的骨折是在 1934 年由意大利的 Galeazzi 首次描述,因此得名盖氏骨折(Galeazzi fracture)。它也被称为反向孟氏骨折。盖氏骨折通常是由于摔倒时手臂伸出受伤造成的。儿童和青少年在经过闭合复位和石膏固定的非手术治疗后,通常可以取得良好的效果。

26 如何治疗盖氏骨折脱位?

在成年人中,治疗盖氏骨折脱位通常采用切开复位和内固定。据报道,这种相对罕见的儿童骨折脱位的发生率在 0.3%～2.8%之间,最常见于 9～13 岁的儿童。任何孤立的桡骨骨折都必须考虑盖氏骨折,尤其是在桡骨骨干中段 1/3 和远端交界处的桡骨骨折更为常见。通常情况下,尺骨远端脱位发生在背侧。桡骨骨干骨折闭合复位后,应检查远端尺桡关节,以评估桡骨解剖复位后的稳定性。如果发现桡骨或远端尺桡关节无法达到理想的复位,则有可能存在软组织嵌顿的情况,需要考虑采用切开复位来获取充分的解剖复位。复位后建议使用长臂石膏固定。术后需要密切随访,以监测桡骨复位的情况和可能的远端尺桡关节半脱位或脱位。建议复位后的前 3 周定期进行放射学检查,以观察是否发生再移位。在儿科患者中,远端尺桡关节的长期不稳定在这种类型的损伤中并不常见。

27 **什么是手舟骨骨折?**

手舟骨是人体手部骨骼中的一个小骨头,位于腕部的第一排骨骼中,处于腕关节的桡侧。具体来说,确切位置是指拇指完全伸直,在大拇指的底部有一个凹坑,叫作鼻烟窝,而手舟骨就在这个凹坑里。手舟骨骨折在儿童和青少年中相对少见;然而,随着年龄较大的儿童和青少年参与更激烈的运动和极限运动时,手舟骨骨折患病率增加。手舟骨骨折通常是由于腕关节的受力或外伤引起的,例如跌倒、扭伤、运动损伤或其他意外伤害。手舟骨骨折通常表现为手腕疼痛、肿胀、僵硬以及手功能受限。手舟骨骨折最常见的原因是在参加运动受伤所致,如足球、篮球、滑雪和滑板时。

如何治疗手舟骨骨折?

儿童和青少年手舟骨骨折的主要治疗方法是石膏固定。CT是评估手舟骨骨折愈合最准确和可靠的方法。

（1）休息：嘱患儿减少手指的活动和压力，给予足够的休息。避免过度使用手指，特别是那些会导致症状恶化的活动。

（2）康复锻炼：进行手指的康复锻炼，如轻柔的屈伸运动，以帮助恢复手指的灵活性和功能。

如果单独固定骨折不能愈合，或存在移位骨折或骨折延迟愈合的情况，需要手术治疗。急性移位骨折（>1 mm）、开放性骨折，以及伴有相关损伤的骨折（如经舟骨月骨周围骨折脱位和移位的桡骨远端骨折）需要手术干预。儿童和青少年手舟骨骨折非手术和手术治疗后的并发症相对较少。

29 什么是儿童扳机指?

儿童扳机指是一种常见的儿童骨关节肌腱病变，也称为儿童狭窄性腱鞘炎，常出现在拇指和食指等部位，其中以拇指最为常见。这种病症主要表现为孩子的手指在伸直时出现屈曲畸形。在体格检查时，可以在屈曲的关节处摸到条索状增粗的肌腱，随着手指活动而活动，有些儿童按上去会有疼痛感。这种情况使手指无法自由伸展和屈曲,并且在屈曲时可能会出现卡住或弹回的感觉。儿童扳机指主要是由于孩子未发育完全,出现肌腱与腱鞘的无菌性炎症反应,导致渗出和水肿。这是一种使儿童手指活动受限或卡住的病症。尽管扳机指在儿童中较为常见,但具体发生的原因尚不完全清楚,可能与手指肌腱的生长和发育过程有关。

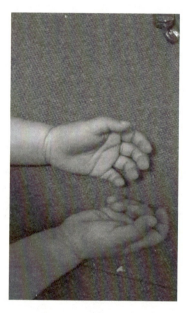

儿童扳机指

30 如何治疗桡骨小头半脱位?

小儿肘部脱臼的治疗一般采用手法复位的方法,该方法对儿童损伤较小。然而,有些家长在一些所谓"科普"视频的指导下自行复位,导致局部肿胀,反而失去最佳治疗机会,影响康复效果。因此,当发现孩子肘部脱臼后,家长不要紧张,先安抚好孩子,尽量让其胳膊保持不动,然后及时带孩子去医院寻求骨科医生的帮助。

家长需要注意,在复位前,不要对孩子进行其他任何处理。在复位时,需要家长配合,让孩子坐稳不动。医生需要用温和的语言和眼神缓解孩子的焦虑,转移其注意力。复位过程中,医生会根据经验,轻柔地找好用力位置,然后快速进行复位。复位后,医生会感到一种"啪"的弹指感。医生与孩子和家长若能互相配合,疼痛程度往往较轻,持续时间很短,复位成功率相对较高。复位后,孩子的恢复效果通常很好,大多可以恢复如初,自由活动。

31 如何避免桡骨小头半脱位?

为了避免孩子发生手肘脱臼,家长在日常照看孩子或与孩子嬉闹时,应注意以下几点:

(1)走路时的注意事项:走路时不要单手提拉孩子,以防止跌扑。在平地上拉着孩子手走路时,也应避免让孩子的手臂过度伸直,应该让孩子自然地牵着家长的手。

(2)穿衣时的注意事项:帮孩子穿衣时,应避免用蛮力牵拉孩子的胳膊伸进衣袖。穿脱衣物时,动作宜缓慢轻柔,最好让孩子自己用力。如果孩子不配合,家长也不要强拉硬拽。

（3）平时牵拉时的注意事项：平时牵拉（提）孩子的手时,应同时牵拉孩子的衣袖；如果生活中需要牵拉孩子的胳膊,最好抓住孩子肘关节以上的部分,同时双侧要用力均衡。

32 什么是青枝骨折？

青枝骨折是一种形象的说法,也被称为"绿枝骨折"或"弯曲性骨折"。这种骨折形容儿童的骨骼像植物的青嫩枝条,常见折而不断的现象。儿童的骨骼中含有较多的有机物,包裹骨质的骨外膜比成年人的明显要厚,这决定了其在力学上具有很好的弹性和柔韧性。即使受到和成人相似的外力,儿童的骨骼也可能不会完全折断,仅表现为局部骨皮质和骨小梁的扭曲,而不见骨折线或只引起骨皮质发生凹陷、隆起或皱折。

随着儿童的成长发育,骨骼的有机物含量会逐渐减少,无机物含量会逐渐增多,骨骼的弹性逐渐减少而强度逐渐增加,同时骨膜逐渐变薄,所以青枝骨折仅发生于儿童期。青枝骨折通常发生在儿童的长骨中,特别是在手臂和小腿的近端部位,常见于4～10岁的儿童,特别是在进行活跃运动或发生意外伤害时。常见的部位包括上臂的桡骨和尺骨,以及小腿的胫骨和腓骨。

33 如何治疗肱骨髁上骨折?

　　肱骨髁上骨折是儿童肘关节骨折中最常见的类型。大多数在 10 岁以下的儿童,摔倒时伸直手臂时发生。90％以上的骨折属于 Gratland 分型中提到的伸直型。屈曲型骨折不太常见,但由于其闭合复位困难,可能需要开放性探查以避免尺神经嵌顿。伸直型骨折根据其后移位程度进行分类,部分移位和完全移位分别为Ⅱ型和Ⅲ型骨折。

　　如果肱骨前线与肱骨小头相交,且没有冠状面对线不良,则为无移位或移位最小的Ⅰ型骨折,可以采用石膏固定治疗。因为肱骨远端几乎没有内在的重建潜力,所以Ⅱ型和Ⅲ型骨折需要经皮克氏针固定以保持解剖对位。术后采用屈曲小于 90 度的石膏固定,以减少 Volkmanns 缺血性肌挛缩发生的风险。

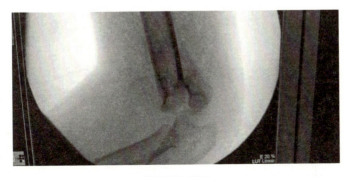

肱骨髁上骨折

34 桡骨头颈骨折如何诊疗？

儿童桡骨头颈骨折也称为桡骨头骨骺分离，属于Ⅱ型骨骺损伤，多见于患儿跌倒时上肢伸直，手外展着地，肱骨小头撞击桡骨头的外侧，引起桡骨颈骨折。主要临床症状有骨折处疼痛、明显肿胀、手腕不能自由活动。如果伤及桡神经，还会导致垂腕或垂指现象，严重影响患者的工作及生活。患者应及时进行复位和固定，可以采用牵引或手术等方法治疗。

根据桡骨头向外下倾斜的角度，一般分为三种类型：轻度（倾斜角度小于30度）、中度（倾斜角度为30~60度）、重度（倾斜角度大于60度）。一般诊断依据为肘关节外侧肿胀、屈曲位、桡骨头压痛，前臂旋前旋后疼痛加重，通过X线检查可见骨折情况。儿童桡骨颈骨折比桡骨头骨折更常见。桡骨颈骨折角度小于30度通常有很好的耐受性，在骨骼发育不成熟的儿童有重塑潜力，可以采用石膏固定治疗。角度大于30度和/或位移大于3毫米时，应尝试闭合复位。如果闭合复位失败，可使用克氏针或施氏针（Steinmann pin）作为操纵杆，将桡骨头或桡骨颈撬拨到骨干轴上，进行经皮复位。如果桡骨干向尺骨方向移动，则可以使用Wallace技术：在肱二头肌粗隆处桡骨干内侧放置经皮针，通过侧向撬动桡骨干，同时在桡骨头上施加压力进行复位。

年龄较大的儿童更有可能发生移位性骨折，这需要开放治疗，而开放治疗更有可能增加此类骨折的并发症发生率，特别是僵硬。桡骨头骨折不太常见，根据骨折类型，可能需要前路或标准 Kocher 入路的切开复位内固定。解剖复位可采用钢板或无头加压螺钉。虽然大多数桡骨头骨折是关节外骨折，但关节内骨折的预后更差，并发症的风险大大增加。

35 什么是儿童尺骨鹰嘴骨折？

儿童尺骨鹰嘴的解剖位置通常位于肘关节前方，具体来说就是肘尖上方约 2～3 厘米处。这个部位有一个明显的弯曲，被称为鹰嘴弯。在儿童时期，这个部位的骨骼和韧带比较松弛，容易发生骨折或脱位。因此，家长应该注意保护儿童的肘部，避免过度使用或遭受外力撞击，肱三头肌对近端骨突的牵拉可以使骨折移位。

具有完整骨膜和关节面一致的最小移位骨折可以通过石膏闭合治疗。伸直位可以放松三头肌，降低移位的风险。骨折通常会在石膏固定期间保持位置，常规 X 线检查随访。移位性骨折需要手术内固定以恢复关节面并维持适当的肘关节力学。张力带技术对于最常见的横型骨折非常有效。克氏针结合缝合张力带技术可以使用，但必须考虑患者的年龄和骨折类型。粉碎性骨折应采用切开复位钢板螺钉内固定治疗。突出的内植物通常会引起症状，可能需要在骨折完全愈合后移除。

36 什么是肱骨近端骨折？

肱骨近端骨折是一种比较常见的骨折类型，也被称为肱骨头骨折或上臂骨折。这种骨折通常发生在肱骨上部，其中一部分骨头与肩胛骨接触的部位断裂或碎裂。对于肱骨近端骨折的处理，通常需要根据骨折的类型、位置和严重程度来确定最合适的治疗方法。常见的治疗方式包括保守治疗和手术治疗。

保守治疗主要包括戴上腕状外固定器或肘关节石膏固定器，以保持骨折部位的稳定，促进骨折愈合。此外，物理治疗也可以帮助恢复手臂的功能和肌肉力量。

手术治疗适用于严重的、不稳定的骨折或无法通过保守治疗达到满意结果的情况。手术方法可能包括使用内固定物（如金属板和螺钉）将骨折部位固定在一起，以促进骨折的愈合。

与锁骨骨折相似，儿童肱骨近端骨折的原因包括新生儿的出生创伤、较大儿童的非意外创伤以及青少年的运动损伤。由于肱骨近端骨折涉及约占 80% 的骨生长区，因此其骨折的重建潜力非常好，但直接影响到骨骺的骨折可能会增加破坏性生长的风险。

（丁晶）

第三篇
儿童下肢骨折损伤

37 什么是儿童骨盆骨折？

骨盆是人体的核心结构，由髂骨、坐骨、耻骨和骶尾骨组成。它起着支撑上半身和下肢的重要作用，并保护内脏器官如膀胱、直肠和生殖器。儿童骨盆骨折是一种严重的创伤，常伴随神经血管、腹部脏器、泌尿生殖系统等致命性损伤。大多数儿童骨盆骨折可采取保守治疗，并有较好的预后。然而，如果发生软骨性骨骺损伤，例如髋臼三角软骨骨折，最终可能导致髋臼发育畸形，产生严重的后遗症。由于儿童骨盆在解剖结构和生物力学特性方面的特殊性，发生骨盆骨折较成人需要更大的外力作用，因此其伤势往往比成人更为严重。

38 骨盆骨折有哪些分型？

最广泛使用的骨盆骨折分型系统是由 Torode 和 Zieg 于1985 年开发的。在这个分类系统中，Ⅰ型损伤被认为是骨突撕脱;Ⅱ型损伤被认为是髂翼骨折;分类系统还描述了两种骨盆环骨折:Ⅲ型损伤,即简单的骨盆环骨折(包括耻骨支骨折和稳定的联合中断);Ⅳ型损伤,即伴有节段不稳定骨折、AP骨折、跨越骨折及骨盆骨折伴髋臼骨折。2012年,原有的分类系统进行了修改,考虑到CT的数据,纳入了新的Ⅲ型损伤分类,即显示骨盆环前后断裂但移位小于2毫米,仍然保持稳定的损伤,这种损伤被称为ⅢB型损伤。ⅢB型损伤是输血量增加和住院时间延长的预测因素。与Ⅳ型损伤相似,但大多数患者无须手术即可得到充分治疗。

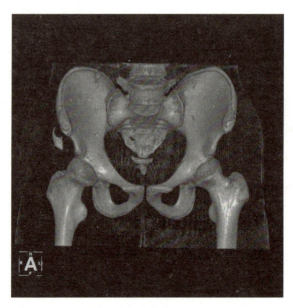

骨盆骨折(Ⅰ型)

39 儿童骨盆骨折的治疗方式有哪些?

儿童骨盆骨折的治疗方式有多种选择。对于较轻的骨盆骨折,可以采用卧床休息、固定和对症治疗的方法,包括使用拐杖或助行器辅助行走,并使用石膏或外固定器固定骨折部位。卧床休息通常需要 1 个月左右,在此期间可以进行一些功能性锻炼,如抬腿屈伸等下肢活动,以预防关节僵硬和肌肉萎缩等并发症。在医生的指导下,可以在伤后 4～6 周开始逐渐进行部分负重和行走。

对于较复杂的骨盆骨折,通常需要进行手术治疗。手术方法包括切开复位固定和外固定架固定等,使用内固定物(如金属接骨板和螺钉)将骨折部位固定在一起,以促进骨折的愈合。术后需要进行功能性锻炼,如练习肌肉的收缩和活动髋、膝、踝关节等,有助于康复和预防并发症的发生。在治疗过程中,医生会特别关注预防并发症的发生,如关节僵硬、肌肉萎缩、下肢深静脉血栓及活动障碍等。同时,家长需要密切观察孩子的病情变化,及时与医生沟通,遵医嘱进行治疗和护理。

40 儿童髋部骨折有哪些?

儿童髋部骨折包括股骨头、股骨颈和粗隆间骨折。这类骨折在儿童骨折中较为少见，但却是严重损伤，需要立即就医。儿童髋部骨折占所有儿童骨折的不到1%。大多数儿童骨折都与高能量创伤有关，如机动车碰撞或从高处坠落，在髋部受到外力损伤时，由于股骨头在解剖上受压较大，其稳定性降低，因此容易发生髋部骨折，伴随的肌肉、骨骼和其他损伤是常见的。

41 什么是儿童股骨干骨折？

股骨干是指大腿骨，是人体最粗大的长骨，它位于大腿部位，由近端的股骨头和远端的股骨干两部分组成，呈长管状，自股骨头下延伸至股骨远端。成年后，其长度约为人体身高的1/4。股骨是大腿的骨性结构，近端与髋臼构成髋关节，远端与胫骨近端及髌骨形成膝关节。在年幼儿童中，单纯的跌倒和扭伤可导致股骨干骨折，而在年龄较大的儿童中，其原因往往是运动损伤或高能量创伤。按骨折形态分型，可分为横形骨折、斜形骨折、螺旋形骨折和粉碎性骨折。按骨折粉碎的程度分型，包括：Ⅰ型（小蝶形骨片，对骨折稳定性无影响）、Ⅱ型（较大的碎骨片，但骨折的近、远端仍保持50%以上的骨皮质接触）、Ⅲ型（较大的碎骨片，骨折的近、远端少于50%的骨皮质接触）和Ⅳ型（节段性粉碎性骨折，骨折的近、远端无骨皮质接触）。

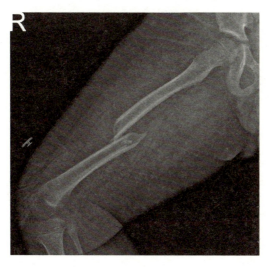

股骨干骨折

 如何治疗股骨干骨折?

　　股骨干骨折有多种治疗选择。治疗类型取决于患者的年龄、骨折类型(横向、斜向、粉碎性)、社会环境,以及儿科骨科医生的偏好和专业知识。婴儿出生 6 个月内的大多数股骨干骨折通常都可以安全地通过 Pavlik 吊带或髋人字石膏固定治疗。这样可以放松变形力,有助于减轻畸形愈合的风险,并为婴儿的日常护理提供便利。大多数骨折在 3 周内能够稳定愈合。对于 6 个月至 6 岁的儿童,常规治疗包括骨折手法治疗和髋人字石膏固定。对于 5～13 岁的儿童,推荐使用弹性钉治疗。然而,患儿的体型也是一个重要考量因素。体重超过 49 公斤的患儿,其不良预后的发生率是正常体重患者的 5 倍。针对年龄较大且体重较重的儿童患者,治疗方案的选择会考虑到能够承受机械压力的固定类型。在患儿年龄超过 8 岁且髓内骨髓直径足够大时,大转子外侧入路的交锁髓内钉治疗获得青睐。

43 什么是胫腓骨骨折?

胫腓骨骨折在儿童各年龄段均很常见,其发病率在所有长骨损伤中排名第三;男性患儿更为多见,其发生机制不尽相同。最常见的骨折部位为中下 1/3 处,其次为中段,近端发生最少。大多数儿童的胫腓骨骨折可以采用非手术治疗,但需要密切观察,

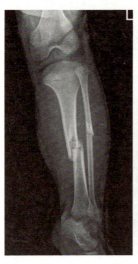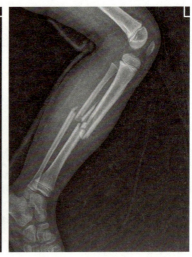

胫腓骨骨干骨折

以避免可能的并发症。骨折类型及潜在的并发症因骨折部位不同而异。当然,胫腓骨骨折大多数情况下可保守治疗,但胫骨近端干骺端骨折往往会引起临床医师的担忧。胫腓骨远端骨骺损伤同样值得关注,如果处理不当,可能会导致年长儿童出现踝关节内外翻畸形,而小年龄儿童的局部骨桥形成也可能导致踝关节成角畸形。

44 儿童胫腓骨骨折后需要冰敷吗?

儿童胫腓骨骨折后,局部可能会出现肿胀和疼痛,可以考虑冰敷,用毛巾或软布包裹冰块,轻轻敷在扭伤肿胀的部位,每次约20 分钟,之后休息片刻,每 2~3 小时进行 1 次,连续冰敷至少 3 次以上,持续 24 小时。冰敷有助于减轻疼痛和肿胀,但如果感到皮肤麻木,应立即停止冰敷。同时要注意,冰块或其他低温物体不能直接接触皮肤,最好是用毛巾或者衣服隔开,以避免冻伤的发生。当然,骨折后应保持固定,尽快就医。

45 儿童小腿胫腓骨骨折肿痛难忍,可以热敷吗?

骨折通常伴有软组织损伤,会出现肿胀和疼痛。在骨折的早期,是不能进行热敷的。因为骨折部位的血管破裂、出血,产生无菌性炎症,热敷会导致肿胀加重。有些患者喜欢使用红花油,但这其实是不对的,涂抹后反而会使肿胀更加严重。另外,石膏拆除后,也不宜马上进行热敷。因为石膏拆除后,原先被压迫的浅静脉短期内充盈,会引起肿胀,这个时候热敷会加重肿胀。

 儿童胫腓骨骨折后什么时候可以恢复活动?

传统观点认为,"伤筋动骨100天"。许多人误以为骨折后只需躺在床上满100天就完全好了。实际上,骨折后,无论是手术还是保守治疗,都应尽早进行康复训练。人在运动时,骨骼会受到一定的压力,这有助于防止骨质疏松。如果长期静止不动,血液循环变差,容易产生废用性骨质疏松。很多患者因为害怕疼痛而不敢锻炼,虽然早期活动会有疼痛,但这有利于肢体肿胀的消退,还可以防止小关节僵硬。许多患者骨折愈合后却发现关节僵硬不能活动,这正是因为缺乏早期康复训练。因此,骨折后在急性疼痛缓解后就应该马上开始康复训练,但在锻炼时一定要记得循序渐进,并注意休息。

 儿童股骨近端骨折的 Delbet 骨折分型有哪些?

Type Ⅰ型骨折比较少见,是经骺板骨折,也称为 SHⅠ型骨骺骨折。根据是否有脱位分为 A 型和 B 型,主要见于小年龄的儿童。据文献报道,伴有脱位的骨骺骨折,其中,100%会导致股骨头缺血坏死和骨骺早闭。

Type Ⅱ型骨折是儿童股骨颈骨折中最常见的类型,是经颈骨折。绝大多数情况下有移位,容易造成股骨头缺血坏死,坏死的程度和移位程度有关。

Type Ⅲ型骨折是基底部骨折,又称经颈-粗隆部骨折,股骨头坏死发生率较低。

Type Ⅳ型骨折是粗隆间骨折,股骨头坏死发生率更低。

 什么是儿童跖骨骨折?

儿童足部骨折大多为跖骨骨折。小于等于 5 岁的儿童中,第一跖骨受伤最为常见。而年龄较大的儿童则更容易出现第五跖骨基底部骨折。约 1/3 的跖骨骨折累及跖骨骨干或跖骨远端。趾骨骨折在儿童中也比较常见,其中第一趾骨(足拇趾)最常受累。趾骨远端骨折可能会合并甲床损伤。

导致跖骨骨折的常见原因包括:轴向负荷(例如踢到或碰到脚趾);外展损伤,常累及第五趾;挤压伤,例如重物掉落在脚上或机动车轮胎从脚上轧过。跖骨应力性骨折可发生在急剧增加重体力活动个体或参与高强度反复训练的青少年中,该损伤常累及第二跖骨。

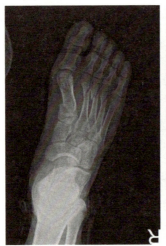 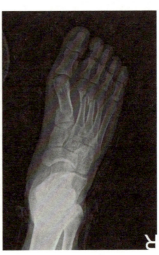

第一～四跖骨骨折

49 第五跖骨基底部撕脱骨折严重吗？

　　儿童第五跖骨基底部撕脱骨折通常是由于腓骨短肌牵拉所造成的，也称为JONES骨折。这种骨折的特点是骨折线垂直于跖骨外侧。受伤机制可能是儿童在玩耍时，足部受到外力所致。

　　一旦出现第五跖骨基底部撕脱骨折，可以采用支具或者石膏进行固定，让足处于外翻位，这样有利于骨折愈合。固定时间通常为4～6周，大多数情况下可以自愈。

　　对于第五跖骨干部或第五跖骨远端的骨折，比如跖骨头、跖骨颈、跖骨干的骨折，可以通过石膏或者支具固定6～8周，通常也能达到良好的愈合效果。但如果移位特别明显，尤其是累及趾关节的骨折,可能需要进行手术干预,并在必要时进行内固定治疗。

50 脚趾骨折可以不打石膏吗?

脚趾骨折不是必须用石膏固定的,但也不是放任不管。首先,在外伤后 24 小时内进行冰敷,并抬高患肢,以缓解疼痛和肿胀,当然,固定也是治疗任何骨折的基本方法。对于趾骨骨折,最为简单和有效的固定方法是邻趾固定,也就是将骨折的脚趾和相邻的正常脚趾用医用胶布捆绑在一起,这样正常的脚趾就起到了小夹板的固定作用,如果同时配合穿戴前足减压鞋,那么对日常生活和工作的影响就会明显降低。

51 什么是胫骨近端骨骺骨折?

胫骨近端骨骺骨折临床上相对少见,主要因为其解剖结构稳定,往往需要足够大的外力才能导致骨折的发生。胫骨近端骺板受到膝关节周围韧带、外侧的腓骨以及前方胫骨结节的保护。与股骨远端骨相比,胫骨近端骨骺韧带附着相对较少。

胫骨近端骨折应密切关注,因其毗邻腘动脉。腘动脉附着于胫骨近端,如果骨折远端向后侧移位,可能会造成腘动脉的损伤。

52 什么是儿童胫骨骨折?

儿童胫骨骨折,也就是小腿骨折,是临床上非常常见的问题之一,在常见骨干骨折中位居第三,通常属于低能量损伤。在儿童胫腓骨生长过程中,胫骨近端的贡献占比 55%,生长速度为每年 6 毫米;胫骨远端的贡献占比 45%,生长速度达到每年 5 毫米。非骨骺损伤很少会影响生长。但由于小腿软组织覆盖较少,尤其是小腿前内侧,若发生高能量损伤,易导致开放性骨折,且较难愈合。

81% 的胫骨单骨折由间接暴力引起,骨折多为斜形或螺旋形;直接暴力引起的骨折较少,骨折多为横形、粉碎性或短斜形,骨折多发生于下 1/3 部位。

53 胫腓骨骨折的治疗方式有哪些?

(1)非手术治疗:对于单处闭合性骨折,如果移位和粉碎轻微,医生通常会进行闭合复位石膏固定,绝大多数的胫腓骨骨折都可以进行非手术治疗。

(2)手术治疗:弹性钉、钢板或外固定架固定手术仅适用于开放性骨折、不稳定骨折或多发性骨折。医生会根据患儿具体的情况选择相应的手术类型。

不管是哪种治疗方式,治疗后 2~3 周需每周进行 X 线片随诊,并确保维持正常力线。石膏固定去除后,患儿可以逐渐负重行走,以后每 3～6 个月定期复查。

对于采用手法复位及石膏固定的患儿,需注意石膏的紧固度,避免压迫腓总神经和血管造成组织坏死,以及预防骨筋膜室综合征的发生,及时更换石膏可以促进患儿的良好愈合。而对于接受手术治疗的患儿,术后配合康复锻炼,通常可以达到良好的治疗效果,避免肢体畸形及功能障碍的发生。

54 股骨骨折需要补钙吗?

钙是维持骨骼健康的重要物质,人们也就理所当然地认为,骨折后要让骨头长得好也就应该多补钙。然而,在骨折早期并不建议马上补钙或服用钙片。但是在骨折治疗后期,补充钙是必要的。除了在医生指导下服用钙片外,日常饮食中也可以通过食用鱼虾、虾皮、豆制品、牛奶、芝麻酱等富含钙的食物来补充钙质,这些食物中的钙容易被人体吸收。骨折患儿还可以多晒晒太阳,促进维生素 D_3 的生成,有助于钙的吸收。

55 胫腓骨骨折后,家长应如何处理?

儿童因受伤处疼痛,哭闹不停,家长面对此情况可能会用儿童喜欢的东西来安抚。然而,在还未就医之前,请务必不要给儿童食物和饮水。因为严重的骨折可能需要急诊手术,而术前通常要求禁食禁饮至少 4 小时以上。进食只会延误儿童的救治时机,而且手术可能需要全身麻醉,如果胃内还有食物,可能会导致呕吐误吸,后果不堪设想。

受伤后应立即抬高患肢并限制活动。抬高患肢能够有效促进静脉血液回流,减轻肢体肿胀,缓解水肿和疼痛,并有利于避免严重并发症,有助于病情恢复。家长在处理儿童受伤时应避免让孩子活动,即使儿童很小,家长也不应该抱着四处跑,这样会增加儿童的痛苦和不适。对于下肢受伤的儿童,最好让他们尽量躺在硬而平稳的平面上,并尽快将其送到医院。

（冯唯嘉）

第四篇
儿童髋膝畸形

56 什么是髋关节发育不良?

　　髋关节是一个球臼关节。"球"指的是大腿骨(股骨)的上部,"臼"是盆骨的一部分,呈圆形杯状。这种类型的关节具有广泛的运动空间,但髋关节非常紧密而坚固,球和臼之间配合非常密切。在髋部的发育性脱位/髋关节发育不良中,球在臼中松动,或者球可能部分或完全脱出臼。髋关节发育不良可能从出生时就存在,也可能在婴儿出生后的第一年内发展。髋关节发育不良的发病率在1‰左右。当患儿开始负重行走(1岁后),常出现典型的短肢跛行步态,多数患儿是由于这一体征而发现异常并就诊的。双侧脱位的患儿可能表现为摇摆步态,类似于"鸭步"行走。针对这类情况,我们建议早期发现、早期诊断和早期治疗。

57 什么是臀纹不对称？臀纹有什么意义？

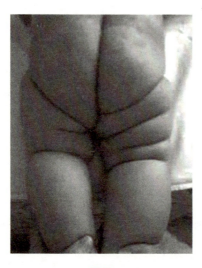

臀纹

图片上的黑色褶皱，就是臀纹。大部分的孩子出生以后臀纹并不是完全对称的，受孩子胖瘦、姿势、体位的影响较大，查体的时候孩子不配合，哭闹，也会出现臀纹的不对称。既往的研究提示，很多先天性髋关节发育不良的孩子，会出现臀纹不对称的情况。但是这绝不表示臀纹不对称和髋关节发育不良是画等号的，很多情况下臀纹不对称是由于婴幼儿的下肢相对成人短小且脂肪堆积导致的。

58 将婴儿双腿并拢放入襁褓可能会导致发育性髋关节脱位吗？

如果要给宝宝使用襁褓，请确保双腿没有被紧紧包裹在一起。臀部和膝盖在裹紧时应该能够弯曲。如果双腿被紧裹在一起，臀部和膝盖伸直，可能会增加发育性髋关节脱位的风险。在使用襁褓时,确保毯子底部有足够的空间,以便宝宝可以自由地弯曲双腿并朝外伸展。

59 儿童被诊断为发育性髋关节脱位,如果不治疗会怎样呢?

如果不及时治疗发育性髋关节脱位,可能会导致一系列严重的健康问题,特别是在儿童的生长发育阶段。以下是一些可能发生的情况:

(1)髋关节不正常发育:发育性髋关节脱位的主要特征之一是髋关节未能正常发育。如果不进行治疗,髋关节可能会继续处于不正常的位置,导致关节畸形和功能障碍。

(2)步态异常:未经治疗的发育性髋关节脱位可能导致儿童在行走时出现异常的步态,可能会影响其生活质量和日常活动。

(3)髋关节疼痛:随着年龄的增长,未经治疗的发育性髋关节脱位可能导致髋关节疼痛,这可能会对患者的生活和活动造成严重的影响。

(4)关节早期退行性疾病:未经治疗的发育性髋关节脱位可能增加关节早期退行性疾病(如髋关节骨性关节炎)的风险,这会导致关节疼痛、僵硬和功能障碍。

(5)脊柱问题:发育性髋关节脱位可能影响骨盆的稳定性,进而影响脊柱的发育,导致脊柱侧弯等问题。

(6)生活质量降低:由于髋关节问题和步态异常,患儿可能会面临生活质量降低的风险。这可能包括运动受限、疼痛和其他生理和心理方面的挑战。

重要的是要强调,发育性髋关节脱位的早期诊断和治疗通常能够显著改善预后。医生可能会采取一系列治疗措施,包括穿戴褓裤、使用矫正性髋关节支具,或在一些情况下进行手术矫正。因此,及早发现并及时治疗发育性髋关节脱位是非常重要的,以避免潜在的严重并发症。

60 如何治疗儿童髋关节发育不良?

治疗儿童髋关节发育不良需根据患儿的年龄和医生的具体判断。

(1)0~6月:通常使用 Pavlik 吊带。它是一种软性支具,能够在 1~3 个月内维持髋关节的位置,有利于髋关节周围组织的生长。保持股骨头在正确位置有助于髋臼正常发育。孩子佩戴 Pavlik 吊带以后,仍然可以活动大腿,也不影响更换尿布。医生可能每 1~2 周进行超声复查,以评估髋关节发育的改善情况。

(2)6月~2岁:这个年龄段通常不再采用 Pavlik 吊带。常规治疗方法包括在麻醉下进行髋关节闭合复位和内固定术。如果闭合复位失败,我们可能需要考虑采用切开复位的方式。两种治疗方式都需要使用石膏固定。

(3)大于 2 岁:可能需要结合其他手术治疗方法。

61 什么是双下肢不等长？有哪些原因导致？如何评估？

双下肢不等长指的是患儿的两条下肢中一条比另一条短。对于大部分正常人来说，双下肢长度可能略有差异，但是大部分情况下对我们的日常生活没有影响，因此也不引起关注。然而，如果双下肢长度差距较大，可能会导致一系列的问题。

导致双下肢不等长的原因有很多，包括：① 先天性因素，如单侧肥大症、股骨近端局灶缺损、骨骺发育不良等；② 神经源性因素，如小儿麻痹症和脑瘫；③ 创伤、感染或肿瘤累及骺板等情况。

对于怀疑患有双下肢不等长的患儿，父母可携患儿及时儿骨科就诊。医生将评估孩子的双下肢长度差异以及跟腱挛缩紧张的情况。通常情况下，医生会让患儿较短的一侧肢体站在木块上进行 X 线检查。如果怀疑骨骺受累、创伤、骨桥形成等情况，可能还需要进行 CT 检查。

通常认为，女孩在 14 岁、男孩在 16 岁左右基本停止生长。因此，我们可以通过计算推测出当儿童停止生长发育后，双下肢的最终长度差距。而治疗方案通常就是基于这些数据。

62 下肢不等长会导致哪些问题？

下肢不等长可能引起一系列问题，包括但不限于以下几个方面：

骨盆不平衡：下肢不等长会导致骨盆的不平衡，使得骨盆倾斜或旋转。这可能导致腰痛和不适感，同时增加了脊柱的压力。

脊柱问题：长期的下肢不等长可能导致脊柱弯曲或扭曲，引发脊柱侧弯（脊柱侧弯症），增加了脊柱和腰部的压力，可能导致慢性腰痛。

关节疾病：下肢不等长可能增加髋、膝、踝关节的压力，增加了这些关节患病的风险，可能导致关节炎或其他关节问题。

肌肉不平衡：下肢不等长可能导致身体姿势和步态不对称，引起肌肉的不平衡。这可能导致一侧的肌肉群过度紧张，而另一侧则过度拉伸，增加了肌肉损伤的风险。

足部问题：不等长的下肢可能导致足部问题，如足弓塌陷、足底筋膜炎等，因为足部需要适应不对称的负荷。

步态异常：下肢不等长可能影响步态，导致不正常的行走方式。这可能增加跌倒的风险，并在长期内引起其他骨骼或关节问题。

神经症状：长期的下肢不等长可能引起神经症状，如坐骨神经痛或其他神经压迫症状。

63 下肢不等长应该如何治疗？

对于双下肢差距在 2 厘米以内的患儿，通常使用垫高鞋垫就足够了。

对于预测双下肢差距超过 2 厘米的患儿,我们推荐进行手术治疗。

当预测双下肢差距在 2～5 厘米时,通常推荐阻滞较长侧肢体的生长,以达到治疗目的。这是一项微创手术,我们通过永久阻滞装置、阻滞钉或"8"字钢板阻滞骺板生长。术后孩子可正常活动,不影响日常生活和学习。

当预测双下肢差距超过 5 厘米时,通常选择延长较短侧肢体。这是一项创伤较大的手术,需要截骨,并使用外固定支架缓慢延长肢体。根据肢体长短差距的情况,整个过程需要维持数月时间。而治疗过程可能会对患儿的日常生活和学习产生一定影响。

64 什么是 X 型腿或 O 型腿?

作为骨科专业医生,我们对这样的描述也感到困惑。所谓的 X 型腿和 O 型腿在医学上并没有确切的术语。通常来说的 X 型腿和 O 型腿接近医学上的膝外翻和膝内翻问题:下肢自然站立时,从外观上看,双膝内侧接触但双内踝不能并拢,称为膝外翻(也就是所谓的 X 型腿);而双内踝接触但双膝内侧不能并拢,称为膝内翻(也就是所谓的 O 型腿)。

在 X 型腿(膝外翻)中,膝盖相接触,但脚踝不相触。在 O 型腿（膝内翻）中，膝盖不相触，但踝关节相接触。这两种情况在幼儿中很常见，也可以在青少年中见到。从正常发育中产生O型腿或X型腿的幼儿通常不会增加关节炎的风险。然而，如果存在基础问题，如布朗特病，且畸形没有得到纠正，则患关节炎的风险较高。

如果孩子年龄超过2岁，腿的畸形没有改善，应该由医生评估。如果O型腿引起疼痛、行走异常或奔跑问题，或者影响运动，也应该进行评估。单侧的O型或X型腿也应得到评估。

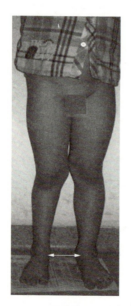 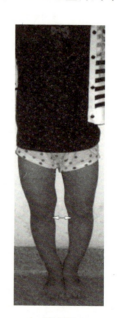

膝外翻　　　　　　　　　　膝内翻

下肢自然站立位的外观

左图箭头显示，双膝内侧接触时双内踝不能并拢；右图箭头显示，双内踝接触时双膝内侧不能并拢。

65 孩子的腿型是否应该是笔直的呢?

如果简单地将笔直的腿定义为零度(下肢轴线为 0°),将 X 型腿(膝外翻)定义为负角度,将 O 型腿(膝内翻)定义为正角度。那么我们可以通过下图了解不同年龄段人群的观察数据。

可以看出,在 1~2 岁之间,下肢轴线可能接近 0°,在 1 岁之前一般大于 0°,2 岁之后通常小于 0°,这种情况一直持续到发育成熟。也就是说,孩子的腿几乎不可能是完全笔直的。

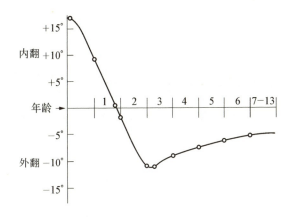

下肢轴线随年龄的变化趋势图

引自 J. Bone and Joint Surg. ,75A:259－261,1975.

66 孩子腿型不直,需要来医院就诊吗?

首先需要了解的是,所谓的膝内翻(即 O 型腿)和膝外翻(即

X 型腿)并不是一种疾病的名称,而是对下肢形态的描述。大部分的膝内翻和膝外翻是生理性的,双侧情况对称,可以认为是孩子正常生长发育过程中会经历的阶段;只有少部分膝内翻和膝外翻是病理性的,通常表现为双侧形态不对称,并随着时间逐渐加重,需要医学干预。

轻微程度的膝内翻和膝外翻可以通过随访观察来管理,可以粗略的结合第 65 问的图来预测孩子下肢力线的变化情况。多数情况下,两岁前后是一个时间节点:在 2 岁之前通常呈现膝内翻状态,而在 2 岁之后逐渐出现膝外翻。对于这种情况下的 X 型腿和 O 型腿,不必过于担心,可以随访观察。

67 什么样的膝内翻或膝外翻需要干预?

当发现孩子有膝内翻或膝外翻时,是否需要医学上的治疗或干预是每位家长和主治医生都关心的问题。从骨科专业的角度来看,我们首先关注的是骨骼系统的构造是否符合人体生物力学的要求。就像建筑物一样,首先需要确保其内部的钢筋骨架结构能够支撑整个建筑物,从而保证其稳定性,而不仅仅是根据外表的形状来评估。

只有当下肢的骨骼结构构建符合生物力学的要求,并在生物力学允许的一定范围内时,未来出现相关疾患的概率才会很低。

68 双下肢腿型出现哪些情况时，须尽快来医院就诊？

（1）如果孩子超过 2 岁，还是有明显的 O 型腿。

（2）在一般观察周期（约半年）内，孩子的 X 型腿或 O 型腿情况逐渐加重。

（3）双下肢形态不对称。

（4）非常肥胖或矮小的患儿出现 X 型腿或 O 型腿。

出现以上这些情况，建议到医院做进一步的检查。我们希望通过这些通俗易懂的文字，让真正需要治疗的患儿能够及时就诊，而让正常的孩子父母不用再担心孩子腿型是否是 X 型还是 O 型的问题。

69 通过绑腿等方法能治疗 X 型和 O 型腿吗？

我们在与家长沟通时注意到，很多家长采用民间的土方如"绑腿"等方法，希望改善孩子的 X 型和 O 型腿。我们认为这种做法不可取，反而可能带来其他一系列问题，因此不推荐使用。医用支具可以改善下肢的力学分布，减轻局部的应力集中，改善膝关节的负荷，但是对于骨性畸形并没有直接的矫正作用。正如前文介绍的，下肢机械轴的异常（如膝关节内翻或外翻）主要是由骨性畸形所致。

70 目前治疗儿童期的膝内翻、膝外翻的方法有哪些？

对于骨性畸形，一般通过手术进行矫正。目前的手术治疗方法主要分为两类：对于骺板未闭合的儿童（通常女孩不超过12岁，男孩不超过14岁），我们通常采用生长调控的方法进行治疗，即半骺板阻滞术，也就是所谓的微创手术。该方法的基本原理是通过固定凸侧的纵向生长骺板来阻滞其继续生长，由于凹侧骺板仍保持一定的生长潜力，通过这种方式逐步矫正畸形。自2009年以来，我们已经开展了此类手术，超过90%的病例显示出良好的矫形效果或部分改善，避免了大手术可能带来的问题。对于骺板已闭合的患者，需要进行截骨矫形手术，以恢复和重建下肢的机械轴。尽管这种手术方式的创伤较大，术后并发症较多，但对于没有生长潜力的患儿，仍有较明确的疗效。

（吴振凯）

第五篇
儿童足踝畸形

71 什么是先天性马蹄内翻足，发病原因是什么？

先天性马蹄内翻足是儿童最常见的骨骼肌肉出生缺陷之一，其临床特征包括跟骨内翻、前足内收、高弓足和后足跖屈畸形。目前尚不清楚先天性马蹄内翻足的确切发病机制，可能与神经细胞损伤、肌肉异常、血管缺陷、子宫内环境受限、遗传因素、特发性先天性畸形、基因-环境相互作用、骨骼发育不良、细胞外基质异常、分子转运和代谢异常等因素有关。目前普遍认为，先天性马蹄内翻足的发生是环境因素和遗传因素共同作用所致，24%～50%的先天性马蹄内翻足患儿有家族史。另外，单卵双胞胎患病概率一致性较异卵双胞胎更高（32%比2.9%），进一步提示遗传因素在先天性马蹄内翻足发病中可能发挥着重要作用。分子生物学研究发现，在先天性马蹄内翻足患儿的肌肉及韧带组织中存在许多基因和蛋白的表达异常，这进一步确认了遗传因素的影响。

72 先天性马蹄内翻足治疗的 Ponseti 治疗方法是什么?

先天性马蹄内翻足的 Ponseti 治疗方法是由美国依阿华州立大学教授 Ponseti 于 1948 年发明的一种矫正手段,这种方法能够帮助患儿获得无痛、跖行且灵活的足部,这种方法在不同文化背景和国家的患儿中均显示出良好的疗效。治疗先天性马蹄内翻足的技术过程包括数次长腿系列石膏矫正、经皮跟腱切断及支具辅助治疗。大多数病例需在最后一次石膏矫形前进行经皮跟腱切断术,以确保畸形完全矫正,促进跟腱的愈合。去除石膏后,使用带有中间连杆的足部支具来维持畸形的后续矫正,最初 3 个月几乎需要全天(约 23 小时)佩戴支具,随后主要在睡觉时佩戴(约 12~16 小时),直至患儿达到 4 岁。

73 先天性马蹄内翻足复发的原因是什么?

先天性马蹄内翻足复发的原因主要包括以下几点：患儿接受初始治疗时的年龄不同、畸形程度的差异、进行矫正所需的石膏固定次数不同、佩戴外展支具的依从性不同,以及选择的手术方法等因素。

74 什么是先天性摇椅足？

先天性摇椅足又称为先天性垂直距骨，发病率约为 1/10 000。其特征是足舟骨相对于距骨头向背外侧脱位，伴有严重的距下关节外翻和距骨跖屈畸形，使得距骨与胫骨的纵轴几乎平行。先天性摇椅足是一种严重的足部畸形，男性多于女性，双侧发病约占 50%，单侧发病者可能在对侧足同时伴有马蹄内翻足、仰趾外翻足、跖骨内翻等畸形。目前先天性摇椅足的病因尚不清楚，一般认为该畸形在胚胎前 3 个月已经形成，受多种因素影响。临床上可区分为孤立型和伴发型两种，后者常伴有脊髓脊膜膨出、多发性关节挛缩症、神经纤维瘤病、三染色体病等先天性疾病。孤立型先天性摇椅足的病因可能包括足胚胎发育受阻（如宫内空间不足）、神经肌肉病变导致肌力不平衡，以及遗传因素。有

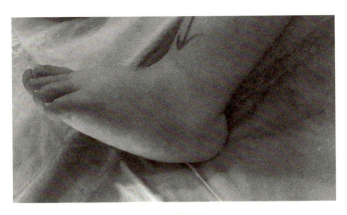

先天性摇椅足

研究发现某些家庭和孪生中先天性摇椅足的发病率明显高于普通人群，进一步支持了遗传因素在先天性摇椅足发病中的作用。先天性摇椅足的病理改变主要涉及骨性畸形和软组织病变，包括舟骨与距骨颈的背侧形成异常关节、距骨支撑功能不良导致足外侧柱凹陷和内侧柱相对变长，以及各种韧带挛缩和拉伸松弛。

75 儿童高弓内翻足的常见病因是什么？

高弓内翻足是一种复杂的足部畸形，其特点是足内侧纵弓异常抬高，通常由肌力不平衡引起。导致高弓内翻足最常见的病理学原因之一是腓骨肌萎缩症，在腓骨肌萎缩症早期，足内侧肌肉

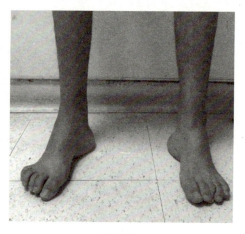

高弓足

的退化导致足部萎缩和缩短，随后足底筋膜缩短、拇趾肌肉收缩，造成第一跖骨跖屈和旋前，进而导致后足内翻畸形（即所谓的三脚架效应）继发于第一跖列跖屈；此外，跟腱的短缩会导致跟骨内翻；而胫骨后肌肌力相对于腓骨肌增强，则会增加后足的内翻。腓骨长肌的相对强度对于维持足部结构也起到重要作用，而胫骨前肌肌力的减弱则进一步加剧了第一跖骨的跖屈。

76 儿童高弓内翻足如何治疗？

儿童高弓内翻足的治疗方法如下：对于经过正规保守治疗无效或出现进行性发展、症状明显、肌力不平衡、僵硬性或骨性改变的高弓足患者，建议进行手术治疗。手术方法主要分为软组织手术及骨性手术两大类。对于柔韧性高弓，特别是存在肌力异常的情况，首选软组织手术进行调整。而对于僵硬性高弓，通常需在软组织手术的基础上进行骨性手术。骨性手术又包括关节外截骨固定和关节融合术。关节融合术一般适用于严重的僵硬性高弓、伴有关节不稳定或严重退行性关节炎的高弓畸形。

手术的基本原则是先纠正高弓的状态，再处理伴发畸形；优先进行软组织手术，然后考虑骨性手术；首先进行截骨矫形，然后进行关节融合术。手术的最终目的是恢复足部及踝部的解剖相对关系，平衡维持足部功能的肌力，改善患者的行走功能。

77 如何区分儿童及青少年的柔软性和僵硬性扁平足？

柔软性扁平足表现为纵弓低平或没有纵弓，后足外翻，并可能伴有中足轻度外展。婴儿在负重位和非负重位置都会有扁平的足弓，而到步行年龄时，柔软性扁平足儿童在非负重位时会出现足弓，在负重位时足弓会扁平。对于生理性的柔软性扁平足患儿，当他们用足尖站立时，内侧纵弓会抬高，后足会由外翻变成内翻。

僵硬性扁平足患儿则不同，无论在非负重位、负重位还是足尖站立时，后足都会保持外翻，不会像柔软性扁平足那样在足尖站立时出现足弓和内翻。

78 儿童及青少年扁平足需要治疗吗？ 手术指征是什么？ 距下关节制动器治疗扁平足有风险吗？

大多数扁平足不需要治疗。目前尚缺乏证据支持使用矫形鞋垫或者支具可以有效缓解足部不适症状，也没有证据表明矫形鞋垫或者支具会改变足弓的形状。对于柔软性扁平足，如果内侧或跗骨窦长期疼痛并影响日常生活，且经过长期保守治疗无效者，可考虑手术治疗。

距下关节制动器通过限制过度距下外翻来矫正扁平足，但该技术存在一定风险，包括矫正不足和过度矫正、植入物吸收、炎症反应及持续性疼痛等并发症。

79 什么是跗骨融合？ 临床表现是什么？ 跗骨融合需要治疗吗？

跗骨融合是指两个或多个跗骨在胚胎发育过程中由于关节裂发育失败而融合。距跟骨融合和跟舟骨融合约占跗骨融合的90%。跗骨融合可以分为纤维性融合、软骨性融合及骨性融合。跗骨完全骨性融合患儿的典型表现为僵硬的扁平外翻足，伴或不伴有腓骨肌痉挛。早期表现为距下关节和跗骨中部的活动范围减少，可逐渐发展为有症状的僵硬性畸形。活动后足踝部疼痛加重以及习惯性踝关节扭伤是跗骨融合常见的临床表现。

跗骨融合根据骨连接处形成的组织类型，可分为纤维性、软骨性和骨性。依据关节受累范围和是否存在关节炎可分为4个亚型：

ⅠA 型：无继发性关节炎的关节外融合；

ⅠB 型：有继发性关节炎的关节内融合；

ⅡA 型：无继发性关节炎的关节外融合；

ⅡB 型：有继发性关节炎的关节内融合。

对于无症状的跗骨融合，可予以观察和保守治疗。目前没有证据表明无症状的跗骨融合会导致未来的问题。对于有症状的跗骨融合，初始治疗包括使用非甾体抗炎药、穿矫形鞋垫及改变生活习惯等。如果仍存在疼痛，可以考虑使用矫形支具或石膏外固定 6 周。如果经过 6 个月的保守治疗后症状仍未减轻，可以考虑手术切除跗骨融合；切除后可以用骨蜡或者自体脂肪组织进行填充以降低复发率。

80 什么是足副舟骨？

足副舟骨是最常见的副骨之一，位于舟骨内后侧，多为双侧对称出现。其起源于正常足舟骨的继发骨化中心，被认为是一种由常染色体显性遗传导致的先天性畸形。痛性足副舟骨患者最常见的临床表现为中足内侧疼痛和步态异常，运动后疼痛加重。

81 痛性足副舟骨如何治疗？

对于痛性足副舟骨患者，一般应先采取保守治疗，旨在减少中足内侧面的压力和炎症反应。具体方法包括：

（1）生活方式治疗：即穿宽松舒适的鞋子，改变运动方式，避免剧烈活动。

（2）物理疗法：进行第二至五足趾屈肌、第三至五足趾屈肌等长收缩锻炼，以及足趾抓毛巾锻炼，通过增加足内侧纵弓的高度来治疗痛性足副舟骨。

（3）石膏外固定：减少对足副舟骨直接的或源于胫后肌腱拉

力的重复性微小创伤。

（4）非类固醇类抗炎镇痛药物：可减轻炎症性足副舟骨的疼痛和肿胀症状。

（5）局部注射皮质类固醇：可作为痛性足副舟骨的治疗方法之一，但应慎用，因为长期局部注射可能影响胫后肌腱，甚至导致其功能不全或断裂。

如果保守治疗无效，可以选用手术治疗。手术方法包括Kidner手术及其改良术、单纯切除术及其改良术、经皮钻孔术、内固定融合术。

Kidner手术是治疗痛性足副舟骨的标准术式，由Kidner于1929年提出。该术式不仅要切除足副舟骨，咬除及修整有明显突出的足舟骨粗隆，还要切断胫后肌腱在足舟骨的主要附着点，并将其重置于足舟骨的下方，以恢复胫后肌腱的力线方向，改善足纵弓。

（许靖）

第六篇
儿童神经、肌肉、
软骨发育不良疾病

82 脑瘫有哪几种常见类型，治疗上有什么区别和注意事项？

脑瘫最常见的类型包括 4 种，即痉挛型、强直型、不随意运动型与混合型。出现脑瘫时，建议及时就诊，在医生的指导下进行针对性的治疗。

（1）痉挛型：占脑瘫患者的 60%～70%，是最常见和典型的一种类型，表现为运动笨拙、肌肉痉挛，或语言理解障碍等。随着生长发育和体重的增加，部分患者可能会出现残疾，较为严重者还可能会影响到寿命。痉挛型脑瘫的治疗主要以康复训练为主，较为严重者需要遵医嘱服用盐酸乙哌立松片等药物以放松痉挛肌肉。

（2）强直型：属于锥体外系损伤，也称为固缩型脑瘫。患者四肢呈僵硬状态，牵张反射亢进，进行被动运动时四肢屈伸均有抵抗。治疗方法主要包括康复疗法、交错纠正法、开创法，以及神经靶向修复疗法等。

（3）不随意运动型：是指脑基底核区出现损伤而引起的运动障碍或运动失调，约占脑瘫患者的 20%。主要表现为不受控制的运动,可能出现四肢或者颈部的舞蹈样运动。治疗方法主要包括神经靶向修复疗法、反向物理因子疗法和超声波水疗法等。

(4)混合型:是指两种或者两种以上的脑瘫病症混合在一起的类型,多为重度四肢瘫,且多合并智能发育迟滞和癫痫,伴随腱反射亢进和手足徐动。患儿需要遵医嘱进行康复治疗,有癫痫的患儿还需遵医嘱服用抗癫痫药物,如苯妥英钠片、卡马西平片等。

83 神经肌肉疾病找哪个专科就诊?

在神经肌肉性疾病的治疗中,不同科室的医生通常会根据患儿的具体病情和需求进行不同的治疗。以下是 3 个经常涉及神经肌肉疾病治疗的科室:

(1)神经外科:神经外科主要涉及脑、脊髓和周围神经等中枢神经系统的手术和介入治疗。如果患者需要手术治疗神经肌肉疾病,如脑瘤、颈椎病、脊髓损伤等,或者需要进行某些神经介入治疗,如脑动脉瘤栓塞术、脑血管畸形切除术等,建议去神经外科就诊。

(2)儿骨科:儿骨科主要涉及儿童骨骼和关节疾病的诊断和治疗。如果患者是儿童,并且患有骨骼或关节方面的神经肌肉疾病,如先天性畸形、骨折、骨髓炎等,建议去儿骨科就诊。

(3)康复科:康复科主要涉及患者的康复治疗,包括物理治疗、职业治疗、言语治疗等。如果患者需要康复治疗来恢复肌肉力量、灵活性和平衡感等，或者需要学习新的技能以适应疾病带来的变化，建议去康复科就诊。

在选择科室时，患儿家长可以根据自己的病情和需求进行选择。通常，医生会根据患者的病史、体格检查和影像学检查结果来评估病情，并建议最合适的治疗方法和科室。如果患儿家长对治疗方法和科室有疑问或不确定，可以向医生咨询并寻求建议。

84 软骨发育不良是什么？

软骨发育不良是一种遗传性疾病，大多数患者由新的基因突变引起，只有少数病例是家族性遗传，如软骨营养不良。孕妇年龄越大，婴儿出生时的发病率越高。根据孟德尔定律，50%的男性病例是具有遗传性的，甚至可以传承多达6代。

患有软骨发育不良的儿童，主要表现为头部较大，前额突出；身体比例是正常的，但四肢的长骨发育较差，显得相对较短，肌肉显得相对臃肿。通常在新生儿期，可以观察到患儿的姿势与正常儿童不同，例如中指和无名指不能闭合，临床诊断较为容易。有些患儿可以接受生长激素治疗，但大多数需要手术治疗，软骨发育不良可能导致许多患儿无法正常生活。

85 什么是脆骨病？

脆骨病,正式名称为先天性成骨不全症,也被称为胎儿型脆骨症,是一种罕见的以骨骼发育障碍为主要特征的结缔组织异常综合征,根据文献报道,其发病率为每 10 万人中有 3 例,此病属于单基因遗传性骨病,临床表现因人而异,轻者可无症状,拥有正常身高,通常寿命正常,仅表现为轻度易发骨折;重者则可能出现残废,甚至死亡。

一般出现的临床症状包括:

(1)骨脆性增加:轻微损伤即可引起骨折,常表现为自发性骨折或反复多发骨折。骨折大多为青枝型,移位少,疼痛轻,愈合快,依靠骨膜下成骨完成。畸形愈合多见,肢体常弯曲或成角。一般过了青春期,骨折次数逐渐减少。

(2)脊柱侧凸和骨盆扁平:可能出现脊柱侧凸,骨盆扁平,或有身材矮小。

(3)蓝巩膜:巩膜变薄,透明度增加。

(4)进行性耳聋:源自听骨硬化、声音传导障碍,或由于听神经出颅底时被卡压所致。

(5)牙齿发育不良:牙齿呈灰黄色,切齿变薄,切缘有缺损。

(6)关节松弛:肌腱及韧带的胶原组织发育障碍可导致关节不稳定和畸形。

(7)肌肉和皮肤:由于胶原组织缺陷,患者肌肉薄弱,皮肤瘢痕加宽。

（8）智力和生殖能力：智力和生殖能力通常不受影响。

86 什么是佝偻病？

佝偻病是一种由于维生素 D 缺乏引起的骨骼疾病，大致分为维生素 D 缺乏性佝偻病和低血磷性抗维生素 D 佝偻病两种类型。

维生素 D 缺乏性佝偻病，又称为营养性维生素 D 缺乏性佝偻病，是由于生长的骨骼缺乏维生素 D 而导致全身性钙、磷代谢紊乱，在成骨过程中钙盐无法正常沉积而导致的一种以骨骼畸形为特征的全身慢性营养性疾病。这种疾病在各国的婴幼儿中较为常见，尤其是在 2 岁以下的婴幼儿中发病率较高。在我国，北方地区高发。自 20 世纪 80 年代起，我国加强了代乳品及婴儿食品中维生素 D 的强化措施，使得维生素 D 缺乏性佝偻病的发病率逐年下降，病情亦趋于轻症。

低血磷性抗维生素 D 佝偻病是一种由肾小管遗传缺陷引起的疾病。这种疾病比较常见且也被称作家族性低磷血症或肾性低血磷性佝偻病。其病因在于肾小管功能缺陷导致肾脏大量丢失磷，从而引起钙、磷代谢紊乱，进而导致佝偻病的发生。这种疾病遗传方式为 X-性联锁显性遗传，患儿对常规生理剂量的维生素 D 治疗无效，故又称为抗维生素 D 佝偻病。

87 低血磷性抗维生素 D 佝偻病的临床表现有哪些?

患儿通常在接近周岁下肢开始负重时才显现症状。早期主要表现为 O 型腿或 X 型腿,其他典型的佝偻病体征较少(如肋串珠),肌张力基本正常,因此常不被注意。较严重者可能出现进行性骨骼畸形和多发性骨折,伴有下肢骨疼痛,甚至导致行走困难。严重畸形者,身高增长多受影响,牙质较差,易感牙痛和牙易脱落,且不易再生。对一般剂量维生素 D 无反应,血磷低下,尿磷增加。

(1)血生化异常:主要表现为低血磷。血清磷值下降(通常在 0.48~0.97 mmol/L 或 1.5~3.0 mg/dl 之间),多在 0.65 mmol/L(2 mg/dl)左右,血钙值一般正常或稍低,血清碱性磷酸酶活性增高。虽然存在低磷血症,但尿磷排出仍增加,提示肾小管对磷的重吸收受到障碍。尿中无氨基酸。即便有肾小管磷重吸收障碍,在出生的最初几个月,由于肾小球滤过率相当低,血清磷浓度可能正常。所以最早的实验室异常可能是血清碱性磷酸酶活性增高。尿常规和肾功能正常,肾小管重吸收磷率降低。

(2)X 线检查:X 线片可见轻重不等的佝偻病变化,活动期与愈合期的病变同时存在。最常见的表现在股骨和胫骨,具体表现为骨龄落后、膝关节外翻或内翻,以及干骺端增宽呈碎片状,骨小梁增粗。在胫骨近端、远端以及股骨、桡骨、尺骨远端干骺端皆可观察到杯口状改变。

88 低血磷性抗维生素 D 佝偻病的内科治疗方式是怎样的?

治疗原则是防止骨骼畸形,提高血磷浓度至每升不低于 0.97 mmol/L(3 mg/dl),有利于骨骼钙化,并维持正常的生长速率,同时避免因维生素 D 中毒而导致的高尿钙和高血钙发生。

(1)单纯口服磷酸盐:常用磷酸和磷酸氢二钠的磷酸盐合剂,每 1 mL 含磷元素 30.4 mg,建议婴幼儿每天补充 0.5～1 g,儿童为 1～4 g。磷酸盐制剂可能引发恶心及腹泻,因此最好同时服用维生素 D 或双氢连固醇 DHT。

(2)磷酸盐和维生素 D 兼用:维生素 D_2 的用量为 5 万～20 万 U/24 小时。维生素 D 极易积存于体脂内,大量积聚可能导致中毒症状。

(3)双氢连固醇 DHT:为类似维生素 D 的制品,在体内经过羟化后发挥维生素 D 的作用,在体脂中不易积储,因此不易导致中毒,较为安全。

(4)1,25 -$(OH)_2D_3$:24 小时用量为 50～65 ng/kg。经治疗后可将血浆碱性磷酸酶水平降至正常,但血磷浓度仍需通过磷酸盐制剂补充以获得更好的疗效。

(5)预防血钙过高:为了预防血钙过高,定期每 1～3 个月检查 1 次 24 小时尿钙和尿肌酸酐。正常情况下,尿钙与尿肌酸酐的比值应为 0.15～0.3。若比值超过 0.4,提示维生素 D 或 DHT 的剂量可能过大,应考虑减量。使用利尿剂如氢氯噻嗪(双氢氯噻嗪),有助于避免高钙血症,并可提高血磷浓度。

89 基因治疗在低血磷性抗维生素 D 佝偻病中的应用进展如何?

　　1995 年,美国印第安纳大学的 Michael J. Econs 博士首次发现低血磷性抗维生素佝偻病与 *PHEX* 基因突变有关。随后在 1999 年,他们又进一步发现常染色体显性遗传的低磷性佝偻病也与 FGF23 有关。2002 年,印第安纳大学将这一靶点授权日本麒麟控股下属的药企协和麒麟(Kyowa Kirin),开发针对 FGF23 的靶向药物。2009 年,一种单克隆抗体药物(遗传病都是因为某个基因变异导致蛋白出问题所致,单克隆抗体是通过特定白细胞克隆出的细胞谱系产生的抗体,能够结合特定的蛋白,让它失去功能)被研发出来,并在印第安纳大学开展实验。该药物可以通过特定的克隆细胞系产生抗体,能够结合 FGF23 并使其失去功能。2011 年开始,这种单抗药物 Burosumab 在美国和加拿大正式开始临床试验。2018 年 4 月 18 日,由于临床试验显示出的良好效果,美国食品药品监督管理局(FDA)正式批准 Burosumab 用于治疗 1 岁及以上的 X 连锁低磷性佝偻病,商品名为 CRYSVITA。这一药物通过直接中和血液中过高的 FGF23 来改善 XLH 相关的磷酸盐代谢,取得了治本的效果。从病因发现到临床治疗,历经 20 余年,是罕见病治疗史上的一次重大突破。

　　Burosumab 的剂量根据患者体重和空腹血清磷酸盐浓度确

定。儿童每 2 周皮下注射 1 次,成人每 4 周注射 1 次。相比传统疗法,该方法疗效更佳,不良反应较小,用药方法也更为简单。然而,目前主要问题在于其高昂的费用,若传统疗法有效,不建议将其作为首选治疗方案。

在我国,Burosumab 也已被引进。2018 年,国家卫生健康委员会等联合制定了《第一批罕见病目录》,将低磷性抗维生素佝偻病纳入其中,为医疗药品审批提供了重要依据。2021 年,Burosumab 正式获得国家药品监督管理局批准上市,它的中文名叫麟平(布罗索尤单抗)。

（何劲）

第七篇
儿童骨肿瘤及感染

90 骨肿瘤会有哪些临床表现？

患儿常因疼痛和触及局部肿物而就诊。疼痛是恶性骨肿瘤的典型特征。相比之下，良性骨肿瘤除能引起活动不便和病理性骨折之外，常不伴随疼痛。恶性骨肿瘤的疼痛可能为间歇性或持续性，常在活动后或夜间睡眠时加重。当肿瘤生长速度加快或发生出血时，疼痛可能会进一步加重。此外，骨肿瘤患儿还可能出现跛行和一定程度的运动受限。这些症状取决于肿瘤的具体部位和其对周围软组织的影响。

91 通过 X 线检查能否区分骨肿瘤是良性还是恶性？

多数情况下，通过 X 线检查可初步区分骨肿瘤的性质，但有时不能明确是否属于恶性。

原发性恶性骨肿瘤的特点包括瘤体较大、形态不规则，常伴有明显的骨质破坏。肿瘤与周围骨组织的界限模糊。原发骨肿

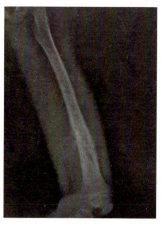

股骨远端恶性骨肿瘤(骨肉瘤)

瘤常兼有骨破坏和新骨形成,掀起的骨外膜下面可产生新生骨,即所谓的 Codman 三角,这在骨肉瘤中尤为常见。此外,某些恶性骨肿瘤在软组织的肿物阴影中还可看到钙化影,然而,也有一些恶性骨肿瘤并不表现出明显的新生骨。

良性骨肿瘤在 X 线片上通常表现为边界清晰,肿瘤可位于骨的中心部而没有反应性新骨,并且四周有一薄层硬化骨质。有些良性骨肿瘤局部的骨皮质可能明显扩张,有骨质破坏的仍保持清晰的边界。多数良性骨肿瘤内部包含正常的骨结构,如骨软骨瘤(也称为骨疣)。

92 做什么检查能明确骨肿瘤的性质呢?

病理检查是最终确定诊断的方法,可以通过切开活检或穿刺活检来实施。其中,切开活检通常更为可靠,但在进行手术切开取活检标本时,应尽量减少挤压,以防造成肿瘤的转移。相比之下,穿刺活检损伤相对较小,但由于取得的组织可能不够、组织坏死以及出血等原因,有时可能不能确诊。穿刺活检多适用于手术活检有困难的部位,如椎体病变。

在进行病理检查时,选择冰冻切片还是常规腊块包埋切片检查,取决于活检组织的性质和所疑似的肿瘤类型。在进行根治手术前,最好等待常规腊块包埋切片的检查结果。

93 什么是骨软骨瘤?

骨软骨瘤严格来说不属于肿瘤,而是一种生长方面的异常情况,或称错构瘤。它的特征是瘤体包含一个软骨帽和从骨侧面突出的骨组织。通常瘤体从骨干靠近骺板的干骺端处长出,几乎与骨干的长轴成直角。骨软骨瘤在所有骨良性肿瘤中发病率最高,多发生于大儿童和少年,其中80%的病例发生在10～20岁之间,男女患病率无明显差别。本病又称为骨疣,其成因可能是从靠近骨膜的小软骨岛长出,或来自骺板软骨的增生。虽然骨软骨瘤可以发生在骨骼中几乎任何部位,但最常见的发生部位在下肢长管状骨的一半以上,特别是股骨下端和胫骨上端。病变通常位于干骺端,随着生长和发育逐渐远离骺板。

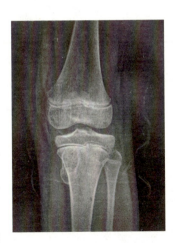

胫骨近端骨软骨瘤

94 骨软骨瘤的临床表现是什么？

通常情况下，骨软骨瘤在意外中被摸到或在 X 线片上偶然发现，大多数患者可没有任何症状。位于股骨下端或胫骨上端内侧的骨软骨瘤可能会引起肌腱滑动感。只有当瘤体遭到直接冲击或蒂部发生骨折以后，患儿才会有疼痛感。瘤体较大时可能会压迫神经，导致相应的神经症状。例如，在腰椎区域出现的软骨瘤可以压迫马尾神经，引起相应的神经压迫症状。足部和踝部的瘤体可能会导致行走困难或穿鞋不适。部分患儿可能还会并发滑囊或滑囊炎的症状。

95 骨软骨瘤必须要手术吗？

如果骨软骨瘤的瘤体压迫神经、血管或影响关节活动，或者在蒂部发生外伤导致骨折，这些情况都需要考虑手术切除。即使无明显症状的，也不禁忌手术。手术的关键是尽量从基底部切除而不剥离局部覆盖的骨膜。同时，软骨帽和骨膜应当一并切除，以防止肿瘤的复发，并注意避免损伤骺板。

96 骨软骨瘤会恶变吗?

　　骨软骨瘤通常是一种良性的骨肿瘤,生长速度较慢。在大多数情况下,骨软骨瘤都是良性的,不会转变为恶性肿瘤。然而,极少数情况下(不到 1%),骨软骨瘤可能会发生恶变,转变成软骨肉瘤、骨肉瘤或纤维肉瘤。通常可以通过临床检查、影像学和组织活检等方式来评估病变是否存在恶变的迹象。

97 什么是干骺端纤维性骨皮质缺损?

　　干骺端纤维性骨皮质缺损,也称非骨化性纤维瘤,是一种常见于儿童和青年的病变。在 X 线片上,小儿的干骺端骨皮质缺损经常可见,尤其是在股骨,其发生率可高达20%。患儿通常毫无症状,病变约2~5 年后会自行消失。其原因尚不完全清楚,可能与缺血后的骨骼溶解或对骨膜下过去出血的一种反应有关。该病变好发于长管状骨的干骺端区域,病灶中可见到黄棕色的组织,内含局限性的结缔组织和多核巨细胞。

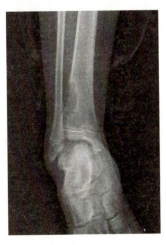

胫骨远端非骨化性纤维瘤

98 干骺端纤维性骨皮质缺损是否会消失呢?

干骺端纤维性骨皮质缺损通常是良性的,并且在大多数情况下是自限性的,即随着发育,肿瘤会远离骺板,瘤体逐渐变小,边界不清,最终消失。愈合的速度和程度可能因个体差异而异。

一般而言,大多数患者不需要特殊治疗,因为这种病变通常不引起症状,而且有自愈的趋势。当出现病理骨折或病变增大且容易导致骨折时,可通过刮除瘤体后进行植骨手术来处理。

99 儿童和青少年最常见的恶性骨肿瘤是什么?

骨肉瘤是儿童和青少年中最常见的恶性骨肿瘤,好发于10~25岁之间,男性发病率略高于女性。骨肉瘤好发于长管状骨的干骺端,最多见于股骨下端和胫骨上端(即膝关节周围,因此家长应特别关注该部位的疼痛或不适),其次为股骨和肱骨上端,较少发生于腓骨、骨盆和椎体。

骨肉瘤的具体发病原因目前尚不明确。可能与骨骼在生长和重建过程中,细胞发生畸变有关,因此好发于处于骨骼发育高峰期的青少年。

骨肉瘤也可以继发于某些骨病,如多发性骨纤维结构不良、成骨不全、Ollier's病等,出现恶性转化。在骨肉瘤的遗传学因素中，家族遗传性疾病如 Li‐Fraumeni 综合征、遗传性视网膜母细胞瘤、Rothmund‐Thomson 综合征、Werner 综合征等，都可以导致继发性骨肉瘤。

100 骨肉瘤会出现哪些临床表现？

骨肉瘤的主要症状是肿瘤部位的疼痛。

初期疼痛为间断发作，几周以后发展严重且为持续性疼痛。引起疼痛的原因包括骨皮质受肿瘤组织侵蚀溶解，以及骨膜被掀起。下肢肿瘤可能导致避痛性跛行。随着病情的发展，局部可出现肿胀和表面温度增高。肿瘤部位对受压非常敏感，或有压痛，表面会出现怒张的静脉。由于骨化的程度不同，肿物的硬度各异。瘤体增大会导致关节活动受限和废用性肌肉萎缩。全身症状包括发热、不适、体重减轻、贫血甚至衰竭。个别病例中，肿瘤增长很快，早期就可能发生肺转移瘤，导致全身状况恶化。经瘤体部位的病理骨折可能是最显著的症状。

101 骨肉瘤的治疗原则是什么？

大多数情况下，手术是治疗骨肉瘤的首要手段。手术的目标是尽可能切除肿瘤组织，同时尽量保留正常的骨骼和组织。在一些情况下,可能需要截肢手术,特别是当肿瘤位置或大小使得保留肢体变得困难时。

化疗是儿童骨肉瘤治疗的关键组成部分,通常在手术前或手术后进行,患者会接受一段时间的辅助性化疗,以杀灭体内的任何残留癌细胞,并减少复发的风险。

放疗在一些情况下也可能被用于治疗骨肉瘤,特别是当手术无法完全切除肿瘤或当骨肉瘤位于不适合手术的部位时,放疗有助于杀灭局部的癌细胞。

还有一些新兴的治疗方法包括靶向治疗,即通过特定的分子靶点来干扰癌细胞的生长和扩散,这些治疗方法可能在一些情况下与传统的化疗和手术结合使用。

102 儿童急性血源性骨髓炎是怎么引起的?

儿童急性血源性骨髓炎通常是由细菌引起的感染。最常见的途径是细菌通过血液传播到骨髓。

通常发生在身体其他部位的感染,如皮肤感染、呼吸道感染、尿路感染等,细菌进入血液循环后,通过血流到达骨髓,引发感染。一旦细菌到达骨髓,它们开始繁殖并引发骨髓的感染,从而导致了骨髓的炎症和病变。细菌引起的感染导致机体的免疫系统产生炎症反应,在一些情况下,感染可能导致脓肿的形成。

主要引起急性血源性骨髓炎的细菌是金黄色葡萄球菌,特别是耐甲氧西林的金黄色葡萄球菌;其他一些细菌也可能引起这种感染,包括链球菌和大肠杆菌等。

103 儿童急性血源性骨髓炎有何临床表现?

儿童急性血源性骨髓炎的临床表现包括以下几个方面:

(1)患处局部出现持续性疼痛,尤其是在夜间或活动时加剧,并可能出现红肿。

(2)患儿可能伴有高热、寒战和全身不适。

(3)由于疼痛和肿胀,患儿可能会出现活动受限,难以正常进行活动。

(4)在体格检查中,医生可能触及患部的压痛,局部温度升高,以及其他与炎症相关的体征。

104 急性血源性骨髓炎有哪些治疗方式?

儿童急性血源性骨髓炎的治疗通常是多方面的。抗生素是治疗的关键,其选择通常取决于细菌的类型和其对药物的敏感性。一旦通过细菌培养确认了感染的细菌类型,医生会调整抗生素治疗方案。针对疼痛和发热症状,通常可以口服对乙酰氨基酚或非甾体抗炎药。由于疼痛和局部炎症，患儿可能需要休息和制动，以减轻患部的压力并促进康复。在一些情况下，可能需要进行外科手术，包括引流脓肿以清除脓液，并缓解症状，同时还可以采集组织样本进行细菌培养。一旦症状缓解，康复阶段将通过物理治疗和康复促进关节和肌肉功能的恢复，逐渐恢复正常的活动水平。

105 急性血源性骨髓炎会出现哪些并发症？

急性血源性骨髓炎可能引发多种并发症。

长期的感染和炎症可能导致关节的破坏，尤其是在未经治疗或治疗不充分的情况下。

如果感染发生在长骨的生长板附近，可能会影响骨骼的正常生长，而导致畸形，例如出现双下肢不等长。

在感染严重的情况下，可能形成脓肿，导致进一步的感染扩散。尽管感染起源于骨髓，但有时细菌可能进入血液，引起败血症等全身性感染，对整个机体健康造成严重威胁。

在一些情况下，即使症状在治疗过程中有所缓解，也可能发展成慢性感染，需要长期的监测和治疗。尽管很多患儿经过适当的治疗后可以完全康复，但在某些情况下可能会复发，需要进一步的治疗。

106 慢性骨髓炎的治疗原则是什么?

慢性骨髓炎的治疗原则应包括病变部位的引流,清除死骨,消除死腔,刮除所有感染的肉芽组织,术中应当注意保持骨的连续性,必要时可以进行冲洗和引流,尽量保留覆盖骨组织的肌肉和皮肤。

(金芳纯)

第八篇
儿童运动损伤、特发性关节炎

107 什么是运动损伤？ 儿童有哪些常见的运动损伤？

运动损伤是指在进行体育活动、锻炼或其他形式的运动时，由于各种原因导致身体组织结构受损的情况。儿童在运动中容易遭受多种类型的损伤。以下是一些常见的儿童运动损伤：

（1）扭伤和拉伤：涉及关节和肌肉的损伤，通常由于运动时姿势不当、运动量过度或缺乏热身活动引起。常见的损伤包括膝关节和踝关节的韧带扭伤，以及腰部、背部和四肢肌肉的拉伤等。

（2）四肢骨折：儿童的骨骼中有机物较成人多，骨弹性较大，因而更容易发生变形和骨折，尤其是在高强度运动或意外摔倒时。上肢骨折较为常见。另外，过度使用特定部位也可能导致微小裂纹，又称应力性骨折。小儿应力性骨折好发部位是胫骨近端，其次是腓骨远端。这通常与过度训练或专业运动相关。例如，短跑、跨栏、跳高常导致应力性骨折；芭蕾舞者常见跖骨骨折；滑冰运动员则常有腓骨远端骨折。

（3）骨骺损伤：由于儿童还在生长发育阶段，他们的骨骼尚未完全成熟，相对较为脆弱，容易在运动中受伤。例如，骨软骨病

（骨骺炎）、骨骺骨折等。

（4）肌腱炎：肌肉或肌腱的过度使用可引起炎症，导致疼痛和功能障碍。常见于髌腱炎、跟腱炎、内上髁炎、外上髁炎、肱二头肌腱炎等。

（5）关节脱位：关节脱位，也称为脱臼，是指构成关节的上下两个骨端失去了正常的位置，发生错位。多在剧烈运动时受暴力作用所致，以肩、肘及手指关节最易发生。一般表现为关节处疼痛剧烈，关节的正常活动功能丧失及关节部位出现畸形。

（6）脑震荡：在一些高风险运动中，如橄榄球、滑板等，儿童头部受到撞击后可能会发生脑震荡。

108 什么是幼年型剥脱性骨软骨炎？

幼年型剥脱性骨软骨炎是一种关节疾病，指在骺板尚未闭合前，由于某种原因导致特定区域的关节软骨及软骨下骨发生缺血坏死，并与周围健康骨分离。其病因尚不完全明确，多数人认为可能与外伤后的骨软骨骨折或反复轻度外伤导致软骨下骨的挫伤、血运障碍和坏死有关，但也有观点认为可能涉及细菌或脂肪栓子阻塞末梢动脉，以及家族遗传因素等。

该病好发于生长板未闭合的青春期前期及青春期（10～15岁），男性患病率明显高于女性。好发部位包括全身各个关节，约75％的病例发生在膝关节，包括股骨内侧髁（64％）和股骨外侧髁

（32％）；其次是踝关节和肘关节，肩关节和髋关节发生率较低。

109 幼年型剥脱性骨软骨炎的临床表现是什么？

幼年型剥脱性骨软骨炎的临床表现多样化。在发病早期，大多数患儿一般无明显不适，仅有少数患儿可能在运动中或运动后感到关节僵硬，或运动后出现轻微的跛行、轻度关节肿胀及关节部位的皮温升高。随着病情的发展，可能出现关节肿胀、持续性疼痛、关节内异物感、关节绞锁、运动障碍和肌肉萎缩等症状。

对于膝关节幼年型剥脱性骨软骨炎，临床表现主要取决于病变所处的不同阶段。当病变处于稳定阶段时，患者通常无明显特异性的症状，主要为隐约或间歇性的膝关节疼痛或跛行，且无法明确定位疼痛的位置。而当病变处于不稳定阶段时，除了会出现膝关节肿胀和疼痛外，还可能出现机械性症状，例如膝关节的弹响、弹跳感、交锁感以及关节内异物感。但无论处于哪种阶段，碰撞性的运动如跑步、跳跃等都可能会使症状加重。

110 幼年型剥脱性骨软骨炎怎么治疗？

幼年型剥脱性骨软骨炎的治疗方法主要包括以下两种：

（1）非手术治疗：对于股骨远端生长板未闭合，病变处于稳定阶段的幼年型膝关节幼年型剥脱性骨软骨炎患儿,以及无症状的成年患者,通常首选至少 3 个月的非手术治疗,包括改变活动方式、减少体育及负重活动,以及佩戴可以锁定膝关节的铰链支具。约 50%～75% 的患儿可以通过非手术治疗治愈,且避免软骨碎裂。

(2)手术治疗:对于生长板接近闭合的、病变范围较大的,以及在影像上出现病变范围较之前扩大的或者非手术治疗效果不佳的患儿,建议进行手术治疗。对于处于稳定阶段的病变,通常采用钻孔术(包括穿过关节面的方法或逆向钻孔的方法)来去除病变的硬化边缘;对于不稳定的病变,或者范围较大的病变(MRI 上＞2 厘米),则需要将其固定,固定的材料可采用金属螺钉或可吸收的钉/棒。如形成游离体的,则需将游离体摘除,且可进行微创手术以修复软骨缺损处。对于较大面积的软骨缺损(＞3 厘米)可以考虑采用自体骨软骨移植、或自体软骨干细胞体外培养移植等方法来修复关节软骨面,以预防早期骨关节炎的发生。

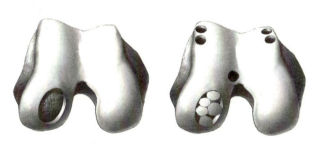

取自体非负重区关节软骨移植至负重区软骨缺损处(马赛克移植术)

111 什么是儿童盘状半月板?

儿童盘状半月板,顾名思义是指形态较正常半月板宽厚、呈盘状的一种纤维软骨盘,通常位于膝关节的外侧。正常的半月板是月牙形的纤维软骨盘,在人体的膝关节内侧和外侧各有一个,

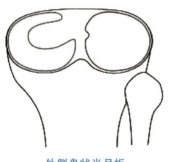

外侧盘状半月板

横断面呈三角形,周缘厚、内缘薄。它的生理功能包括:① 分散关节面软骨的应力;② 传递膝关节承载的负荷;③ 滋养关节。

盘状半月板因其形态特征而得名,早在 1889 年就有人报道了这种现象,其发病率在亚洲人群(13％～16％)明显高于欧美人群(3％～5％)。然而,对于其形成原因,尚不完全明确。

112 儿童盘状半月板需要治疗吗? 如何治疗?

儿童盘状半月板是否需要治疗取决于症状的严重程度。如果没有症状或者症状轻微,例如可以触及膝关节内的弹跳但患儿没有疼痛不适、膝关节活动范围正常或者膝关节仅有轻微不适感且休息后完全好转,这类情况通常可以进行观察。随着时间的推

移,膝关节有可能会适应盘状半月板的结构且保持功能良好。然而,如果出现膝关节活动受限、疼痛明显,并且经过磁共振检查发现盘状半月板有卡压或撕裂,则建议进行手术治疗。

膝关节切开术及盘状半月板完全切除手术曾经广泛使用,虽然这些手术可以让症状消失,但是术后长期随访发现,关节软骨会发生严重的退变,即关节老化,最终导致骨关节炎,严重影响日常的生活和运动。随着关节镜微创手术技术的发展,目前主流的治疗方法是在关节镜下进行盘状半月板的碟形化及半月板缝合修补,以尽可能保留功能性半月板。这种手术方式创伤小、恢复快,且保留的半月板能发挥保护关节软骨的作用,从而减缓膝关节的退变。

113 儿童青少年前交叉韧带损伤的特点是什么？ 如何治疗？

儿童和青少年前交叉韧带损伤曾被视为较罕见的疾病,然而随着竞技体育活动在青少年中的开展以及磁共振成像(MRI)和关节镜技术的广泛应用,这类损伤的诊断率有所上升。儿童和青少年的膝部具有独特的解剖和生理特征,因此他们的前交叉韧带损伤治疗方式与成人不同。考虑到其骨骼尚未发育成熟,传统的前交叉韧带重建手术可能会损害生长板,引起肢体不等长、成角畸形等问题。因此,许多医生建议在骨骼成熟前采取保守治疗方法,如活动限制、佩戴支具和进行康复训练。

然而,越来越多的研究表明,对多数患者而言,单纯的保守治疗效果有限。由于无法参与体育活动,患者的膝部稳定性和功能会逐渐下降。此外,膝关节的不稳定性也可能导致半月板和关节软骨的进一步损伤。因此,近年来通过规避骺板的前交叉韧带重建手术方式来治疗儿童青少年的前交叉韧带损伤逐渐成为共识,恢复儿童青少年前交叉韧带损伤后的膝关节稳定性愈加受到重视和推崇。

儿童青少年的前交叉韧带重建方法可概括为规避骺板重建、部分经骺板重建和经骺板重建三种。

(1)规避骺板重建:即韧带移植物不穿过膝部骺板。移植物通过胫骨骨骺内隧道或越过胫骨平台前部,向近端经股骨髁的后壁越过髁间凹的顶部或股骨骨骺内隧道。该方法不穿过胫骨和股骨骺板,从而有效地防止生长畸形的并发症,但这是一种非解剖重建。

(2)经骺板重建:这是类似于成人前交叉韧带重建的方法,移植物通过穿越胫骨和股骨骺板的隧道。经骺板重建有解剖重建和等长重建的优点,但穿过胫骨和股骨骺板可能会引起损伤,有妨害生长的风险。

(3)部分经骺板重建:部分经骺板重建则是以上两种方法的结合。移植物通过穿过胫骨端骺板的隧道,但股骨端不穿过骺板。

具体手术方式的选择应当全面考虑患儿的年龄情况,包括实际年龄、骨龄、Tanner 分级及生理状况,如月经、生长速度等。

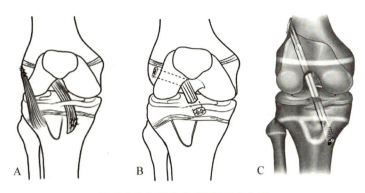

儿童青少年的前交叉韧带重建方法

规避骺板重建（A）、部分经骺板重建（B）和经骺板重建（C）三种。

114 儿童胫骨髁间嵴骨折的特点是什么？ 如何治疗？

胫骨髁间嵴骨折即前交叉韧带胫骨侧止点撕脱骨折，多见于8～14岁儿童，治疗不当会造成膝关节伸直受限、前交叉韧带松弛、膝关节不稳定等。其发生机制与成人前交叉韧带断裂类似，目前发病率逐年增高，主要病因是体育运动损伤。由于儿童胫骨髁间隆突尚未完全骨化，故在暴力作用下前交叉韧带易发生撕脱骨折，韧带实质部位损伤相对于成年人来说较少见。

手术方式既可以选择传统的切开复位内固定，也可以选择关节镜下复位内固定。固定的方法包括螺钉固定或者缝线固定。与传统手术方式相比，应用关节镜辅助治疗创伤小、视野清晰、术后恢复快，并且可以同时探查和治疗可能同时发生的半月板损伤。

115 儿童踝关节扭伤后该如何处理?

（1）RICE 方法

休息(Rest)： 让受伤的踝关节休息,避免使用受伤的脚踝负重。

冰敷(Ice)： 使用冰袋或冷敷物品覆盖在患处,每次 15～20 分钟,每隔 2～3 小时进行 1 次。冰敷有助于减轻疼痛和肿胀。

压迫(Compression)： 使用弹性绷带或压力包扎固定患处,但不要过紧,以免影响血液循环。

抬高(Elevation)： 尽量保持患踝处于心脏水平以上,可以通过垫高踝部来减轻肿胀。

（2）药物治疗：可以考虑使用非甾体抗炎药,如布洛芬、对乙酰氨基酚等,以减轻疼痛和炎症。

（3）康复性锻炼

物理治疗： 有需要时可以寻求专业物理治疗师的帮助,进行相关锻炼和按摩,有助于加速康复。

渐进性运动： 在症状减轻后,逐渐引入适量的运动,如旋转、伸展和强化练习,以恢复踝关节的稳定性和功能。

（4）注意事项

复查： 如果踝关节肿胀明显,疼痛症状持续或加重,应及时就医,可能需要进行影像学检查,如 X 线或 CT 等,以排除骨折。

避免再受伤： 康复期间要避免再次受伤,可以考虑使用双拐、踝关节固定支具等。由于儿童好动,扭伤严重时应当使用石膏等更牢靠的固定方法。

 什么是儿童骨软骨病?

骨软骨病亦称骨软骨炎或骨骺炎,是指在骨化中心正常发育过程中受到干扰而引起的一类病变。它可发生于单一骨骺,偶尔也会同时或相继累及两个或更多的骨骺。骨软骨病多数发生于儿童和青少年时期,病程从数月至数年不等,具有自限性特征。引起骨骺病变的因素有很多,主要包括缺血、创伤、感染、内分泌失调等。多数病变以最初发现者的姓氏命名。

 儿童骨软骨病常见的发病部位有哪些? 有什么特征? 如何治疗?

常见的发病部位包括胫骨结节、跟骨等。

(1)胫骨结节骨软骨炎:是生长期的儿童和青少年膝关节疼痛的常见原因。它是由于股四头肌反复收缩引起胫骨结节超负荷牵拉所导致的骨突炎症反应,最早由 Osgood 和 Schlatter 在1903 年报道。其病因包括解剖及机械因素,如高位髌骨、低位髌骨、股四头肌短缩、股四头肌腱及腘绳肌紧张等;此外,过度的体育运动,尤其是短时间内高强度、高负荷的运动也是病因之一,运动的类型包括单腿着地、急停、变向跑步、跳跃等。

　　胫骨结节骨软骨炎极少需要手术治疗,大多数患儿的症状随着时间延长和休息而缓解。有症状时应该改变运动方式或限制运动的时间和强度,在胫骨结节处压痛和肿胀消退前,尽可能减少跑步、跳跃、过度屈膝的动作。可以改为游泳、骑自行车等负重较少的运动。康复理疗包括进行腘绳肌和股四头肌的伸展训练,直腿抬高练习有助于增强股四头肌的力量。参加活动时使用膝关节支具对髌腱进行加压可以减少对胫骨结节的牵拉负荷。活动后可以进行局部冰敷、服用非甾体类抗炎药等缓解疼痛。对于极少数在发育成熟后仍有症状的患儿,在改变活动方式等保守治疗无效时,可以考虑手术切除胫骨结节的突起和胫骨结节下方的骨块。

　　(2)跟骨骨骺骨软骨病:又称 Sever 病、跟骨骨突炎,是一种儿童发生的疼痛性足跟疾病,可能与跟腱牵拉导致的跟骨骨骺缺血性坏死有关。病因包括过度运动和肥胖。当运动导致跟骨骨骺有过多反复冲击压力和剪切应力时,会发生炎性疼痛。也有研究者提出是小腿后方肌肉的重复性收缩造成跟骨骺板的微骨折。

　　治疗方法包括:

　　① 冷敷、限制活动:由于疼痛和体育运动的高度相关性,在疼痛发作期间,应该以休息、减少跑跳运动为主。冷敷及限制体育活动可以减少跟骨骨突处的炎症反应进展。

　　② 牵伸训练/理疗:建议将小腿肌肉的牵伸训练作为治疗的一部分。在快速生长时期,腓肠肌和跟腱的拉伸速度可能无法跟

上骨骼生长的速度。因此，小腿肌肉在跟腱的跟骨止点处牵拉跟腱，引起疼痛。牵伸小腿肌肉可以帮助缓解这种不适。也可以垫高足跟 1～2 厘米以减少跟腱的拉力。

③ 药物：口服布洛芬等非甾体抗炎药。也有学者主张局部注射曲安奈德以缓解疼痛。

④ 固定：对于极少数疼痛严重或依从性很差的患儿，可以使用石膏等固定装置。一般使用固定装置约 2～4 周，同时配合康复理疗。

118 什么是滑膜及膝关节滑膜皱襞？ 什么是膝关节滑膜皱襞综合征？ 病因是什么？

滑膜是覆盖在关节囊内面的结缔组织膜，局部滑膜组织折叠后形成的结构称为滑膜皱襞。膝关节滑膜皱襞是胚胎期膝关节原始隔膜未完全退化而残留的组织。正常情况下，这些结构会在出生时吸收消失，但如果隔膜未完全退化，就会形成滑膜皱襞，这属于人体正常组织。这些滑膜皱襞通常位于骨与骨之间的缝隙处，起到填充空间和缓冲震荡的作用。

大多数滑膜皱襞在正常情况下无临床症状表现，但在特殊情况下，如剧烈运动、急慢性损伤、激惹或无菌性炎症等引起膝关节周围的滑膜皱襞异常增生、肥厚或失去弹性时，尤其当它们被挤压至两骨之间时，就可能会导致疼痛、弹响，甚至引起膝关节功能障碍，这种情况被称为膝关节滑膜皱襞综合征。其中，髌骨内侧滑膜皱襞综合征是发病率最高的类型。在儿童和青少年阶段,这种疾病的病因往往是过度地进行下蹲、跳跃等活动。此外,髌股关节不稳定的人群更容易患上此症,因此就诊时可能需要进行相关检查以明确诊断。

119 膝关节滑膜皱襞综合征如何治疗?

治疗选择上应优先考虑保守治疗方法,包括休息、减少膝关节活动,并服用或外用非甾体抗炎药(如芬必得、扶他林等)。急性期过后,应进行康复性训练,主要集中在股四头肌的肌力训练上。此外,配合超声波、红外线等物理治疗手段,可以减少炎症反应,缩短康复时间。

若保守治疗效果不佳或病情持续,则可考虑手术治疗。目前多采用关节镜下滑膜皱襞切除的微创手术,该手术创伤小,恢复快,术后患者通常能迅速下地行走活动。

120 儿童青少年髌骨脱位有哪些类型? 各有什么特点?

(1)先天性髌骨脱位:这种类型多为双侧,是出生后即可见到的一种较为罕见的新生儿先天畸形,可表现为一侧或双侧的膝关节屈曲挛缩,伸直受限,髌骨位于股骨外侧髁的外侧。需要尽早进行手术治疗。

（2）急性髌骨脱位：主要由暴力作用或髌股关节结构上的异常引起，表现为明显的膝盖肿胀和疼痛。通常可用手法整复，即在膝关节过伸位时，沿着髌骨外侧边缘压迫，即能把脱位的髌骨复位。然后给予支具固定4～6周。需要手术的指征为急性髌骨脱位合并股骨或髌骨的骨软骨骨折。

（3）复发性髌骨脱位或半脱位：患者曾有多次髌骨脱位的病史，由于髌骨内侧支持带松弛无力等原因，造成髌骨不稳定，活动及外伤后容易多次出现髌骨脱位或膝盖"打软"。多见于青春前期及青春期的女性患儿，需要手术治疗。

（4）习惯性髌骨脱位：这是一种由先天性发育缺陷引起的继发疾病。在膝关节有外伤或者无明显外伤的情况下，下蹲或股四头肌强烈收缩即可引起脱位。此病儿童阶段即可出现，常因家属未注意而忽略。患儿通常在屈膝（伸膝）时会出现髌骨向股骨外侧髁外侧脱位，并在伸膝（屈膝）时自然复位，表现为髌骨的"弹跳"现象。该疾病常见于青少年至成人阶段，患者往往因跑步、爬楼时出现膝关节疼痛、"打软"、弹跳感及关节积液等症状而前来就诊。

（沙霖）